QUELQUES CONSIDÉRATIONS

SUR LES

KYSTES PROLIFÈRES

PAPILLAIRES

DE L'OVAIRE

PAR

Jean G. APOSTOLAKIS

DOCTEUR EN MÉDECINE

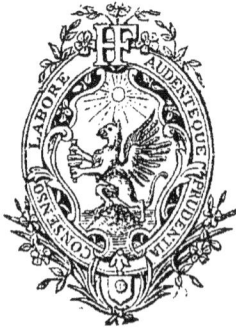

MONTPELLIER

IMPRIMERIE CENTRALE DU MIDI

(HAMELIN FRÈRES)

—

1898

QUELQUES CONSIDÉRATIONS

SUR LES

KYSTES PROLIFÈRES PAPILLAIRES

DE L'OVAIRE

QUELQUES CONSIDÉRATIONS

SUR LES

KYSTES PROLIFÈRES

PAPILLAIRES

DE L'OVAIRE

PAR

Jean G. APOSTOLAKIS

DOCTEUR EN MÉDECINE

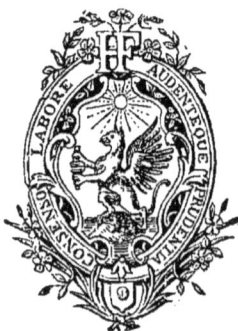

MONTPELLIER

IMPRIMERIE CENTRALE DU MIDI

(HAMELIN FRÈRES)

—

1898

A MON EXCELLENT PÈRE

LE DOCTEUR GEORGES APOSTOLAKIS

A MA MÈRE BIEN-AIMÉE

Υἱκῆς ἀγάπης
καὶ
Ἀπείρου εὐγνωμοσύνης
Τεκμήριον
Ἀνατίθημι.

Ι. Γ. ΑΠΟΣΤΟΛΑΚΙΣ.

A MA CHÈRE SŒUR

A MON CHER FRÈRE

Ἀδελφικῆς ἀγάπης
τόδε τεκμήριον.

Ι. Γ. ΑΠΟΣΤΟΛΑΚΙΣ.

A MADAME V^{VE} DURAND

A MADAME V^{VE} BRUGUIÈRE

ET A SES ENFANTS

A MADAME V^{VE} H. BRANDT

Témoignage d'amitié
et d'estime.

J. G. APOSTOLAKIS.

A TOUS MES MAITRES

DE LA FACULTÈ

A TOUS MES AMIS ET CAMARADES

J. G. APOSTOLAKIS.

INTRODUCTION

Le but que nous nous proposons dans ce modeste travail est, non pas d'apporter des notions bien nouvelles sur la question des kystes prolifères papillaires de l'ovaire, parce que bien des points restent encore très obscurs ; nous avons voulu montrer, par de nouveaux exemples, combien il est difficile de faire le diagnostic de ces tumeurs et de se prononcer sur leur malignité ou leur bénignité, vu la différence assez grande qui existe entre leur nature anatomique et leur nature clinique. En effet, telle tumeur papillaire de l'ovaire évolue d'une façon assez rapide et amène à la cachexie et à la mort, tandis que l'évolution de telle autre s'opère lentement et sans répercussion sur l'organisme.

Nous avons insisté surtout sur la bilatéralité assez fréquente de ces tumeurs, car assez souvent la récidive peut être attribuée à la lésion coexistante de l'ovaire de l'autre côté qui s'est développée plus ou moins longtemps après l'ablation d'un des ovaires.

Quant au pronostic de ces tumeurs, nous croyons qu'il dépend en majeure partie de l'intervention plus ou moins hâtive. Car combien de ces tumeurs ne subissent pas la transformation maligne, sans compter l'ascite qui existe dans la majorité des cas et qui peut devenir la cause de complications mettant en danger la vie du malade.

Nous avons enfin fait tout notre possible pour montrer combien la ponction est dangereuse et plutôt nuisible qu'utile, et nous n'avons pas hésité à partager l'opinion de M. Sebileau qui posa la règle que : le chirurgien, dès qu'il soupçonne une tumeur prolifère papillaire de l'ovaire, doit intervenir hâtivement s'il veut obtenir une guérison durable.

Mais, avant d'aborder la description plus détaillée de notre sujet, nous avons un devoir sacré à remplir.

Que M. le professeur Tédenat veuille bien agréer notre sincère reconnaissance pour les bons conseils qu'il n'a cessé de nous prodiguer jusqu'à la fin de nos études, et pour l'insigne honneur qu'il a bien voulu nous faire en acceptant la présidence de cette thèse.

Que MM. les Professeurs de la Faculté de médecine de Montpellier, nos Maîtres, veuillent bien accepter nos plus respectueux remerciements pour le bienveillant accueil que nous avons reçu d'eux, soit aux cours, soit aux cliniques ; nous pouvons leur témoigner l'assurance que leur bon souvenir restera gravé dans notre mémoire en lettres ineffaçables.

KYSTES PROLIFÈRES

PAPILLAIRES

DE L'OVAIRE

———✦———

I

ANATOMIE PATHOLOGIQUE

Les kystes papilliaires de l'ovaire sont des néoformations épithéliales dont le stroma conjonctif qui sert de substratum est le siège d'une prolifération prédominante. Le tissu conjonctif, par sa prolifération, forme des bourgeons qui font saillie dans la cavité kystique en repoussant l'épithélium et en se divisant en ramuscules déliés, papilliformes.

Les kystes prolifères papillaires se développent très fréquemment dans les deux ovaires, et, quand on a extirpé un kyste contenant des végétations papillaires, il faut soigneusement examiner l'autre ovaire et l'enlever pour peu qu'on voie quelques menues végétations, parce que c'est presque une règle que, soit simultanément, soit après un temps plus ou moins long, les deux ovaires soient pris.

La bilatéralité se voit surtout dans les cas où les végétations sont très nombreuses; elle est moins fréquente dans ces kystes uniloculaires inclus dans le ligament large, et qui portent à leur face interne quelques rares et petites végétations. M. Tédenat, dans 25 cas de tumeurs papillaires, formant de vrais choux-fleurs, a constaté 17 fois des lésions à des degrés variables occupant les deux ovaires; dans 3 autres cas, il a dû enlever le second ovaire plusieurs années après l'extirpation du premier.

Nous rapportons parmi nos observations un fait qui dépose en faveur de ces affirmations. Il s'agit d'une malade à qui M. le professeur Dubrueil avait enlevé un kyste de l'ovaire droit, il y a cinq ou six ans, et à qui M. le professeur Tédenat a enlevé un kyste papillaire de l'ovaire gauche, inclus dans le ligament large et sur lequel s'appliquait, à la façon d'une sangle, l'appendice iléo-cæcal. La malade a fait une excellente guérison.

Le volume de ces tumeurs qui est en rapport avec le développement de la poche kystique peut atteindre le volume d'une tête d'enfant, d'adulte, et même, dans des cas assez rares, ces tumeurs peuvent remplir toute la cavité abdominale.

Tant que la paroi kystique est intacte, la forme de ces tumeurs est sensiblement sphérique ou ovoïde, présentant à certains endroits des bosselures dues à la moindre résistance de ces parties qui ont plus cédé que les autres à la distension.

Là où la paroi kystique est plus épaisse, la couleur de la tumeur est d'un blanc nacré ou bleuâtre, s'il existe des vaisseaux veineux; tandis que, dans les parties les plus minces, sa couleur est sensiblement la même que celle du contenu.

La surface externe du kyste est ordinairement lisse, mais elle peut présenter parfois de petites végétations ressemblant à de petites verrues ou aux végétations de certaines plaques muqueuses. Ces tumeurs sont en général pédiculisées.

Parmi les nombreuses variétés de kystes papillaires de l'ovaire, on pourrait en distinguer trois principales :

A. — Dans une première variété on pourrait classer les kystes sur la surface desquels on trouve bien des végétations externes, mais le nombre de celles-ci est en raison inverse du développement; ces végétations siègent de préférence près du hile de la tumeur.

B. — A la seconde variété appartiennent les tumeurs papillaires qui ressemblent à de véritables tumeurs solides. Par leur conformation extérieure, elles rappellent l'aspect d'un chou-fleur. Mais, en les examinant de plus près, on trouve dans le voisinage de leur pédicule de petites variétés remplies de végétations. Ces tumeurs représentent le papillome des auteurs allemands. Quant à leur volume, elles sont ordinairement plus petites que celles de la variété précédente; elles ont à peine le volume d'une tête d'enfant. Ces tumeurs, comparativement à celles de la première variété, sont plus rares.

C. — Enfin il existe une troisième variété, plus rare, dans laquelle les tumeurs sont encore papillaires et végétantes, mais de volume beaucoup plus petit. L'ovaire ne change presque pas de volume, mais il présente une surface verruqueuse. Cette variété a reçu le nom de papillomes superficiels (Warty ouary des Anglais). Quant à sa nature, on admet aujourd'hui qu'elle est la même que celle des variétés précédentes et qu'elle a le même mode de développement.

En général, les kystes papillaires sont multiloculaires. Il existe des kystes papillaires qui, au premier abord, paraissent uniloculaires; mais après un examen attentif on finit par découvrir à la coupe des cavités secondaires.

VÉGÉTATIONS. — L'aspect morphologique des bourgeons papillaires qui recouvrent la surface du kyste varie beaucoup au point de vue de leur nombre, leur volume, leur siège et leur forme. On peut les rencontrer disséminés et ayant le volume de petites verrues, comme d'autres fois on peut les voir très nombreux et très rapprochés, par leur fusion devenir dendritiques et faire prendre à la tumeur l'aspect d'un *chou-fleur*.

Nous ne saurions donner une meilleure description de la couleur et de la consistance de ces végétations que celle qui a été donnée par MM. Malassez et de Sinety dans les *Archives de physiologie*, 1877: « La couleur et la ressemblance de leur tissu présentent également de grandes variétés. Tantôt transparentes à la façon des môles hydatiformes, tantôt rouges et charnues à la façon des fongosités, elles sont d'autres fois blanc-grisâtres et fibreuses comme les papillomes, vasculaires comme les angiomes, ou enfin d'aspect grandulaire présentant même de petits kystes à la façon des polypes glandulaires. Ces différentes formes microscopiques des végétations peuvent s'observer à côté les unes des autres sur une même pièce, quoique le plus souvent un certain type prédomine. »

Rien de plus variable que le siège de ces végétations. On peut les rencontrer à la surface externe des kystes ovariques faisant saillie dans la cavité péritonéale, ou bien tapisser leur face interne. Leur volume est parfois si considérable qu'elles finissent par remplir toute la cavité dans laquelle elles se trouvent, caractérisant ainsi par leur présence les kystes papillomateux ou papillomes ovariques.

Tantôt les végétations sont molles, friables, ressemblant au tissu encéphaloïde, et saignent facilement, tantôt elles sont dures, fibreuses, semblables aux papillomes ou au tissu cartilagineux, et se laissent alors séparer sans occasionner de grandes hémorragies. Leur couleur, qui varie d'un blanc nacré à un blanc noirâtre, semble être en rapport avec la plus ou moins grande abondance du tissu vasculaire. Aussi on peut rencontrer très souvent sur les papilles très vasculaires des traces d'une hémorragie ancienne ou récente.

On rencontre parfois des végétations jaunâtres ; M. Wirchow attribue cette coloration à la dégénérescence ou à l'infiltration calcaire des papilles ; car on observe très souvent dans les masses papillaires des infiltrations calcaires ressemblant à des grains de sable (corpora arenacea) et analogues aux dépôts calcaires qu'on rencontre dans certains placentas et dans d'autres tumeurs très vasculaires, nommées psammomes (Wirchow) (tumeurs de l'arachnoïde, de la pie-mère, angiomes profonds, etc.) Cette infiltration, d'ailleurs, peut exister dès la naissance de ces tumeurs.

Tous les auteurs ne sont pas d'accord sur le mode d'origine de cette infiltration. MM. Thornton et Olshausen la considèrent comme le résultat d'un processus de régression ; tandis que Pfannenstiel, se basant sur leur présence à toutes les périodes de leur évolution, et sur l'analogie qu'elles ont avec l'infiltration calcaire de certaines membranes très vasculaires (pie-mère, arachnoïde), croit que ces dépôts calcaires sont des produits non utilisés en un point où l'afflux sanguin est exagéré.

Dans plusieurs cas opérés par M. le Pr Tédenat et soumis à l'examen de notre regretté professeur Kiener, les papillomes, sur une grande étendue à partir de leur extrémité libre, présentaient un aspect gris-jaune et une sècheresse les faisait ressembler à des choux-fleurs gelés. L'infiltration calcaire était très accentuée dans ces cas, et l'examen à l'œil nu confirmé par l'examen des coupes microscopiques a mis hors de doute l'existence d'oblitérations vasculaires ou de diminution très grande du calibre des vaisseaux par un processus d'artérites rétrécissantes. On sait du reste que les calcifications sont une conséquence fréquente des lésions des vaisseaux.

Chez la malade qui fait le sujet de notre observation II, il existait un gros papillome en chou-fleur, avec ramescences longues de 3 ou 4 centimètres, ayant les dimensions d'une mandarine ; la surface d'implantation avait environ 2 centimètres carrés. La calcification était totale, et les grains calcaires s'effritaient quand on les pressait entre les doigts. A la coupe de la région pédiculaire, on constatait trois petits vaisseaux à parois très épaisses et à lumière presque imperméable.

Le mode d'implantation et d'agglomération des végétations est très variable. Tantôt la face interne du kyste est seule tapissée par des végétations qui peuvent être rares, verruqueuses et de faible volume, ou bien la prolifération conjonctive est très active, et il en résulte alors des végétations papillaires formées par l'agglomération de ramuscules dendritiques plus fins. Ces végétations papillaires peuvent rester petites et donner à la surface du kyste un aspect velouté, comme elles peuvent prendre un volume considérable, remplir toute la cavité du kyste, la rompre par la distension et faire saillie à la surface externe de la tumeur en forme de chou-fleur.

D'autres fois les végétations peuvent exister sur la surface externe en même temps qu'elles existent sur la surface interne. Peaslee considérait que les végétations externes provenaient de celles de la surface interne. Cette opinion est très absolue, parce que bien des auteurs ont rapporté des exemples où les végétations existaient à la surface du kyste sans que celui-ci fût rompu.

Les végétations externes n'existent que très rarement seules. MM. Malassez et de Sinetey, qui ont très bien étudié ces tumeurs, n'ont jamais trouvé la surface externe seule tapissée des végétations papillaires sans que la surface interne ne le fût.

Ces végétations ont un aspect villeux, dendritique, et leur volume peut varier de celui d'un grain de millet à celui d'un œuf de poule et même de deux poings. Les unes sont sessiles, simples et disséminées; les autres, adhérant par un pédicule, sont grosses, nombreuses et dendritiques. Leur développement peut être exagéré et faire prendre à ces néoformations l'aspect d'un chou-fleur.

Quand les végétations externes proviennent de celles de la surface interne, après rupture du kyste, leur surface d'implantation, de concave qu'elle était devient convexe, de manière que ces néoformations semblent s'être développées à la surface externe de la tumeur.

Ces végétations peuvent s'étendre sur le péritoine pelvien qui recouvre les organes voisins ; elles sont en général moins vasculaires et ont une couleur plus blanche.

STRUCTURE DES VÉGÉTATIONS. — Nous empruntons en grande partie les détails sur la structure des végétations des kystes papillaires à la thèse de M. Vaquez, dans laquelle cette question a été bien étudiée.

Les végétations des kystes papillaires de l'ovaire sont en général conjonctives, c'est-à-dire qu'elles résultent du développement considérable du tissu conjonctif de la paroi du kyste. Mais, suivant la plus ou moins grande prédominance d'une des phases d'évolution du tissu connectif, on peut distinguer des végétations sarcomateuses, conjonctives, colloïdes et vasculaires. Ainsi, dans les végétations sarcomateuses, les cellules jeunes arrondies prédominent ; dans les fibrosarcomateuses, les cellules fusiformes, mêlées aux éléments arrondis, sont plus abondantes; les végétations purement conjonctives sont formées du tissu conjonctif à l'état adulte, mais ces cas sont rares. Les végétations colloïdes sont constituées par une substance plus ou moins abondante et trans-

parente ; quelquefois on y distingue des granulations dispo-
sées en séries. Les fibres conjonctives se trouvent au milieu
de cette substance s'entre-croisant dans tous les sens et dans
leurs mailles ; il existe des cellules munies de prolongements et s'anastomosant les unes avec les autres ; on trouve
encore, dans la substance amorphe, des globules blancs, des
lymphatiques et des capillaires. Ces végétations qui sont,
comme on le voit, très pauvre en tissu conjonctif, sont encore
appelées *faux kystes* parce qu'elles peuvent être prises pour
des kystes. Enfin les végétations vasculaires possèdent un
réseau complet analogue à celui des papilles du derme ou
celui des muqueuses ; elles constituent de véritables *papillomes*, et, si le réseau sanguin est assez développé, elles
prennent la forme angiomateuse.

Toutes ces végétations, mais surtout les papillaires, présentent souvent des dépôts calcaires.

Ces végétations sont recouvertes par un épithélium le plus
souvent cylindrique. Ces cellules présentent de grandes différences dans leur forme : tantôt elles sont courtes, tantôt
elles sont au contraire allongées, fusiformes, pédiculées,
quelques-ünes sont pourvues de cils vibratiles. Parfois on
rencontre au milieu de cet épithélium des cellules métatypi-
ques qui peuvent à elles seules recouvrir les végétations ou
proéminer au milieu des autres éléments. D'autres fois, l'épithélium en se développant d'une façon atypique peut présenter de grandes analogies avec le tissu épithéliomateux ; il en
résulte qu'on peut rencontrer des tumeurs papillaires mixtes
ayant l'aspect des tumeurs glandulaires ou adénoïdes ou
celui des tumeurs carcinomateuses (Malassez et de Sinety).
Pfannestiel désigne les tumeurs de la première catégorie
sous le nom d'*adénome papillaire simple*, et celles de la
seconde sous le nom d'*adéno-sarcome papillaire*.

En résumé, dans les végétations papillaires, le développement du tissu conjonctif prédomine ; il joue, pour ainsi dire, le principal rôle, tandis que celui de l'épithélium est tout à fait secondaire.

Il est bon de remarquer enfin que toutes ces variétés des végétations papillaires n'évoluent que très rarement en clinique d'une façon distincte, comme leur nom semblerait le faire croire (végétations sarcomateuses), et qu'assez souvent on trouve sur la même tumeur des végétations de structure différente.

Les auteurs sont muets sur la coïncidence dans le même ovaire du *cystoma proliferum glandulare* et du *cystoma proliferum papillare*. D'après M. le professeur Tédenat, leur origine s'explique très bien par ce fait que les tubes de Wolf envoient des prolongements plus ou moins nombreux dans le stroma de l'ovaire, où ils s'interposent aux follicules de de Graaf. Ceux-ci fourniraient les éléments d'origine des kystes glandulaires, tandis que les tubes Wolfiens donneraient naissance aux kystes papillaires.

II

SIÈGE. — PROPAGATION

En général, les kystes prolifères papillaires de l'ovaire
sont bilatéraux, et, dans ce cas, il n'est pas rare de trouver
d'un côté un kyste volumineux, tandis que l'autre ovaire est
le siège d'une tumeur kystique rudimentaire.

La plupart de ces tumeurs sont intra-ligamentaires, parce
que, comme nous le verrons en étudiant leur pathogénie, un
grand nombre d'entre eux proviennent des restes du corps de
Wolf et du hile de l'ovaire. Alban Doran insiste sur l'inclu-
sion intra-ligamentaire des kystes papillaires ; sur 13 faits
qu'il a observés, 7 kystes étaient inclus dans le ligament large
et 3 étaient libres.

Quelques auteurs admettent le siège extra-ligamentaire
des kystes papillaires de l'ovaire comme la règle. Il nous semble, avec M. Cazenave, que cette opinion est par trop absolue,
et qu'elle ne peut s'appliquer qu'à la catégorie seule des
tumeurs papillaires provenant de la surface de l'ovaire. Il
n'empêche pas que les tumeurs de cette dernière catégorie
peuvent devenir extra-ligamentaires par leur développement
excessif.

Les tumeurs végétantes de l'ovaire, en se développant,
contractent par leurs végétations, de très bonne heure, des
adhérences avec tous les organes voisins. Et ces végétations,
qu'elles proviennent, soit de la surface externe du kyste, soit
de sa surface interne après la rupture de la paroi kystique,
ces végétations tendent à envahir toute la cavité pelvienne,

elles détruisent le péritoine pelvien et englobent d'une façon complète l'utérus. On les a vu contracter des adhérences avec le rectum, les vaisseaux pelviens, les os du bassin. On a signalé des cas dans lesquels les végétations pénétraient par le méso-côlon iliaque, se mettaient en rapport avec l'intestin.

En un mot, leur processus envahissant peut être tel que toute la cavité abdominale soit remplie de végétations.

On comprend aisément combien peuvent être dangereuses et pénibles les manœuvres d'ablation.

Le développement des tumeurs papillaires est très lent. Il est bon de remarquer que ces tumeurs, bridées par le plancher pelvien, peuvent, en se développant, donner naissance à des phénomènes de compression nerveuse vasculaire et viscérale. Playfer cite un cas où une malade succomba à une hématocèle occasionnée par une tumeur végétante de l'ovaire. Drysdale observa un cas d'obstruction intestinale.

Nous venons de voir que les tumeurs papillaires de l'ovaire peuvent envahir tous les organes et tissus avoisinants ; mais ce n'est pas tout. On a pu observer qu'à une période assez éloignée de leur évolution, on peut trouver, sur des organes qui se trouvent assez loin du siège de ces tumeurs, des production papillaires disséminées, conservant les mêmes caractères et occasionnant les mêmes lésions que la tumeur primitive. C'est ainsi qu'on a pu trouver des végétations sur l'épiploon, le diaphragme, la face inférieure du foie, les reins, la rate, la plèvre, les poumons et même au sein.

Le volume de ces végétations secondaires varie de celui d'un grain de millet à celui d'une grosse noix et même plus.

La plupart des auteurs admettent aujourd'hui que ces localisations secondaires sont le résultat, non pas de la métastase, mais celui d'une greffe. Des parcelles détachées de la tumeur ovarienne auraient été apportées sur les différents organes assez éloignés de l'ovaire par les mouvements péristaltiques de l'intestin. M. Cazenave invoque en outre la présence de l'ascite, qui existe toujours à des degrés variables.

M. Bouilly, dans sa communication faite au Congrès français de chirurgie tenu à Paris en octobre 1897, refuse aussi d'admettre la propagation des végétations à distance par la voie lymphatique ou sanguine ; lui aussi admet que ces végétations se propagent en récidivant par le mécanisme de la greffe implantée par contact direct ou déposée par le liquide ascitique.

Nous croyons que l'opinion de MM. Bouilly et Cazenave est la plus rationnelle pour tout ce qui concerne la propagation des végétations sur les organes intra-abdominaux.

Quant à la présence de ces néoformations sur la plèvre, le poumon et même le rein, nous admettons, avec M. Poupinel, qui a très bien étudié la généralisation des tumeurs épithéliales de l'ovaire, nous admettons, disons-nous, qu'il se produit dans la tumeur primitive des transformations adénoïdes, carcinomateuses ou colloïdes. Ces néoformations, dont l'activité de développement est très grande, en se généralisant, infiltrent d'abord le péritoine et se propagent ensuite par la voie lymphatique, pour se fixer sur des organes plus ou moins éloignés.

La présence de ces végétations sur les différents organes peut-elle assombrir le pronostic ? Les auteurs ne sont pas d'accord sur cette question. Les uns considèrent cette propagation comme indice d'une extrême gravité ; les autres, au contraire, admettent que, malgré la présence des végétations secondaires, la guérison peut survenir après l'extirpation de la tumeur primitive. MM. Thornton, Terrier, Pozzi, L. Tait et d'autres ont cité des cas dans lesquels la guérison est survenue après l'ablation de la tumeur primitive, malgré la présence sur le péritoine de nombreuses végétations secondaires.

Nous croyons que, tant que les végétations restent papillaires, elles ne peuvent en aucune façon assombrir par elles seules le pronostic, vu les nombreux cas de guérison après ablation partielle. Évidemment nous ne pouvons pas dire que le pronostic est tout à fait bénin, mais qu'il est beaucoup moins grave que quand les végétations ont subi la transformation carcinomateuse et qu'elles sont propagées à distance.

Nous rapportons l'observation V en faveur de l'opinion soutenue par MM. Pozzi et Terrier. M. le professeur Tédenat nous communique en outre le résumé des deux observations suivantes :

Obs. — Femme, quarante-huit ans, bien réglée jusqu'à l'âge de quarante ans. Depuis cet âge, tuméfaction progressive du ventre ; métrorrhagies abondantes avec caillots, durant de sept à huit jours ; ascite abondante à travers laquelle on sent des masses irrégulières que le doigt perçoit dans le cul-de-sac postérieur.

Laparotomie en juillet 1892. On tombe sur un gros kyste papillaire du volume d'une tête d'enfant, inclus dans le ligament large et qu'on enlève en entier avec le ligament. De l'autre côté, existence de masses végétantes, adhérentes à la vessie et au rectum ; excision partielle ; Mickulicz ; guérison rapide. La malade jouissait d'une excellente santé au mois de décembre 1897, époque à laquelle M. Tédenat l'avait vue pour la dernière fois ; elle n'avait pas d'ascite et la tumeur ne paraissait pas avoir augmenté de volume.

Obs. — Dans cette seconde observation, les deux ovaires ont été enlevés. La malade a joui d'une excellente santé pendant deux ans, puis elle est revenue dans le service de M. Tédenat qui l'a trouvée amaigrie, ayant un aspect cachectique. L'ascite était considérable ; elle a permis néanmoins de constater de nombreuses tumeurs noduleuses disséminées dans l'abdomen et principalement à la région hépatique. On fit une ponction qui donna issue à cinq litres de sérosité brunâtre et sanguinolentes, et qui permit de mieux apprécier la multiplicité des masses dures, mamelonnées, occupant tout l'abdomen. Le liquide ascitique se reproduisit assez abondant dans l'espace de quinze jours, et, dans le trajet de la ponction, on constata la production d'une masse cylindroïde dure et qui venait s'étaler sous la peau à la façon d'une grosse tête de clou. La malade quitta l'hôpital et succomba cachectique trois mois après.

Cette masse cylindroïde n'était probablement qu'une greffe sur le trajet de la ponction. On voit de plus dans cette observation que la ponction peut devenir la cause de la production des greffes sur la paroi abdominale et sur le péritoine.

III

ASCITE

La présence de l'ascite est très fréquente dans les kystes prolifères papillaires de l'ovaire. Elle est pour ainsi dire la compagne inséparable des petites tumeurs papillaires, dit Vaquez ; mais on observe de très grandes variétés pour ce qui concerne l'abondance et la rapidité de la reproduction de cet épanchement.

La malade qui fait le sujet de notre observation I a subi de nombreuses ponctions et à des intervalles de plus en plus rapprochés. La malade de notre observation VI a été ponctionnée cinquante-six fois dans l'espace de trois ans, et chaque ponction donnait issue à 25 litres de liquide.

Le liquide ascitique est, dans la majorité des cas, séreux, assez souvent hématique. Le liquide ascitique séreux est ordinairement limpide, citrin, empesant le linge ; assez souvent il contient des globules sanguins plus ou moins altérés. Il renferme de grandes quantités d'albumine et de paralbumine (Chevalier, Th. de Montpellier). Quelquefois il est gélatineux et rarement colloïde.

Sa consistance chimique et microscopique le distingue de l'épanchement ascitique dû aux lésions cardiaques ou hépatiques. Il présente au microscope, d'après Coblentz, des cellules cylindriques avec ou sans cils vibratiles, des cellules caliciformes et graisseuses ; il contient en outre une plus grande quantité de matières solides, que Quénu a évalué de 75 à 80 grammes par litre en moyenne.

La pathogénie de l'ascite a causé de nombreuses discus-
sions.

On a attribué la production de l'ascite à la compression vasculaire que la tumeur pourrait occasionner en se développant.
Cette théorie ne peut s'appliquer qu'à un nombre très res-
treint des kystes papillaires de l'ovaire. D'autres croyaient
que la rupture du kyste suffisait pour produire l'ascite. Enfin
l'opinion admise aujourd'hui par un grand nombre d'auteurs
est celle qui admet que le liquide ascitique proviendrait de la
sécrétion épithéliale de végétations. Le revêtement épithélial
de celles-ci, disposé en plusieurs couches, présente très souvent dans divers points la transformation caliciforme ou vési-
culeuse de certaines cellules superficielles. Le protoplasma
de ces cellules se fond, et en s'échappant au dehors produit
l'ascite. Ces cellules disparaissent et sont remplacées par
d'autres qui agissent de la même façon. On pourrait rappro-
cher d'ailleurs ce travail sécrétoire de celui qui se produit à la
surface de la muqueuse intestinale où la transformation des
cellules cylindriques en cellules caliciformes n'est pas rare.
D'autre part, on admet aujourd'hui que le liquide contenu dans
les kystes ovariques provient de la sécrétion épithéliale de leur
paroi interne. Or, une fois la poche kystique rompue, il est
aisé de comprendre que le revêtement épithélial des végétations pourra continuer son travail de sécrétion et produire
l'ascite. Cette opinion est généralement admise par la plupart
des auteurs. Mais l'activité cellulaire n'est pas le seul facteur qui intervient à la production de l'ascite ; on doit tenir
compte aussi de l'osmose, comme le fait remarquer Quénu,
d'une façon secondaire d'ailleurs.

La matière colloïde sécrétée par les végétations ou déver-
sée par les petits kystes dans la cavité péritonéale agirait
par dialyse, à travers le péritoine, sur le sérum sanguin, et
serait ainsi la cause d'une production de liquide qui, se mé-

langeant avec les autres produits sécrétés, augmenterait le liquide ascitique.

M. Pozzi croit que le rôle des phénomènes d'osmose est exagéré. Pour cet auteur, « point n'est besoin de cette considération pour comprendre la production de l'épanchement ascitique causé par l'irritation d'un liquide pathologique. L'ascite constitue un véritable mode de défense du péritoine, quand il n'a pu isoler le corps irritant par la production d'adhérences. » Il est possible que tous ces facteurs interviennent dans la production de l'ascite; mais leur rôle est tout à fait secondaire. Nous croyons d'ailleurs que la plus grande part dans la production de l'ascite revient à l'activité cellulaire; et la présence d'un grand nombre de cellules caliciformes plaide en faveur de cette hypothèse.

IV

PATHOGÉNIE

On admet en général aujourd'hui que la provenance des kystes papillaires de l'ovaire est identique à celle des kystes glandulaires.

Nous ne ferons que résumer les deux théories actuellement admises :

Pour Waldeyer, les tubes de Pflüger, au lieu de se transformer en follicules de de Graaf, peuvent persister et se transformer après la puberté (rarement avant) en kystes. Les cellules centrales se ramollissent alors et se liquéfient ; les parois de ces tubes sont distendues par le liquide, bourgeonnent et donnent naissance à d'autres tubes. Ces nouveaux tubes procèdent de la même façon, et la réunion de toutes ces petites tumeurs kystiques constituera plus tard le kyste multiloculaire qui pourra devenir uniloculaire par la fusion de toutes les parois des kystes secondaires. Ainsi donc, d'après Waldeyer, tout kyste uniloculaire a commencé par être multiloculaire.

Malassez et de Sinety n'admettent pas d'une manière exclusive que les tubes Pflüger sont les véritables générateurs des kystes. Pour eux, l'épithélium germinatif qui recouvre la surface de l'ovaire, par son invagination dans le tissu interstitiel de l'ovaire, au lieu de former comme d'ordinaire les follicules de de Graaf, donnerait naissance à des tubes ou de petites cavités plus ou moins sphériques, qui constitueraient plus tard la tumeur kystique. Malassez désigna sous le nom d'*épithélioma mucoïde* toutes ces néoformations épithéliales, à cause de la ressemblance très grande de leur épithélium à celui des muqueuses normales. M. Second et d'autres auteurs les ont appelées *kysto-épithéliomes*; nous croyons que M. Pozzi leur donne la meilleure dénomination en les appelant *kystes proligères* ou *prolifères*, car le nom épithélioma semblerait désigner une certaine malignité.

En somme, ces deux théories diffèrent très peu, et le résultat, on est obligé de l'admettre, est le même. Les kystes papillaires comme les kystes glandulaires proviennent de l'épithélium germinatif de l'ovaire. Certains auteurs admettent avec M. Olshausen que les tumeurs papillaires proviennent de l'organe de Rosenmüller, se basant sur la présence de l'épithélium cylindrique à cils vibratiles. Nous ne nions pas l'existence des tumeurs papillaires para-ovariennes; mais alors ces kystes sont presque toujours intra-ligamentaires, et des observations existent où l'on a trouvé l'ovaire indemne à côté de la tumeur. D'ailleurs, comme le fait observer Quénu, pourquoi refuser à l'épithélium germinatif ce qu'on accorde à tout épithélium?

Marchand et Flaischlen ont en effet montré que les kystes papillaires peuvent naître à la surface de l'ovaire et qu'ils contiennent alors de l'épithélium vibratile en continuité avec l'épithélium germinatif. On ne peut pas, d'ailleurs, comprendre pourquoi l'épithélium vibratile ne proviendrait pas à l'état pathologique de l'épithélium germinatif, du moment que pareil fait se produit normalement pour l'épithélium des trompes.

D'après M. Tédenat, les kystes glandulaires auraient leurs éléments d'origine dans les follicules de de Graaf, tandis que les kystes papillaires proviendraient des prolongements que les tubes Wolfiens envoient dans le stroma de l'ovaire.

En résumé donc le plus grand nombre d'auteurs admettent aujourd'hui que les kystes prolifères papillaires de l'ovaire prennent naissance dans l'épithélium germinatif de Waldeyer.

V

ETIOLOGIE

L'étiologie des kystes papillaires de l'ovaire est encore imparfaitement connue. Le plus souvent on observe ces tumeurs
chez des femmes qui sont en pleine activité sexuelle. Les
observations sont très rares où les tumeurs de même nature
se sont développées avant la puberté. Il est très difficile de
préciser l'âge pendant lequel commence le développement de
ces tumeurs. D'après la statistique de Olshausen, le maxi-
mum de ces tumeurs se rencontre entre quarante et cinquante
ans. Quant à leur fréquence, Olshausen l'estime à 77 pour
100. Cohn relève, sur 600 ovariotomies, 52 tumeurs végétantes,
ce qui donne une proportion de 1/12. Malassez et de Sinety
les ont observées une fois sur sept. Poupinel, sur cent-cin-
quante-deux kystes de l'ovaire, a trouvé vingt-quatre kystes
végétants ou papillomateux, ce qui donne une proportion de
1/10. Mais toutes ces statistiques, sauf celle de Olshausen,
portent sur l'ensemble des tumeurs végétantes de l'ovaire.

Nous croyons utile d'insister sur la bilatéralité de ces tumeurs.
Cette disposition est assez fréquente, mais le développement
n'est pas le même des deux côtés. On peut en effet rencontrer
une énorme tumeur kystique occupant l'un des ovaires, tandis que l'ovaire du côté opposé n'est occupé que par une très
petite tumeur à peine développée et qui pourra évoluer longtemps après l'ablation de la grosse tumeur de l'autre ovaire.
Dans le cas que nous avons observé dans le service de notre

maître M. le professeur Tédenat, la malade avait été opérée,
il y a six à sept ans, par M. le professeur Dubrueil, pour une
tumeur papillaire.

La simultanéité du développement est assez rare, quoique
Spencer Wells, sur cinq cents ovariotomies, fût obligé d'enlever vingt-cinq fois les deux ovaires dans la même opération.

VI

SYMPTOMES

Le début des kystes papillaires de l'ovaire est le plus souvent insidieux ; la malade se porte en apparence bien jusqu'au
jour où elle remarque que son ventre grossit progressivement.
D'autres fois les kystes s'annoncent au commencement par
des douleurs lancinantes au bas-ventre, aux reins, au péri-
née, s'irradiant même jusqu'aux membres inférieurs et dues
aux tiraillements des annexes, et à l'inflammation de l'ovaire
malade. En somme, jusqu'ici nous n'avons que des symptômes
d'une ovarite. Mais bientôt apparaît la dysménorrhée qui va
en s'accentuant ; la métrorrhagie avec ou sans caillots est
aussi assez fréquente. L'ovaire augmente de volume progressivement, il s'ensuit alors des troubles de la miction et de la
défécation dus à la compression des organes contenus dans
le petit bassin.

D'autres fois la tumeur grossit sans autre signe apparent
que celui d'un embarras gastrique, et la malade ne va con-
sulter un médecin que lorsqu'elle s'aperçoit que son ventre a
grossi.

Dans l'évolution des kystes papillaires de l'ovaire, nous
distinguerons deux phases : 1° tumeur pelvienne ; 2° tumeur
abdominale.

1° *Tumeur pelvienne.* — Au début, les kystes ne peuvent
être perçus ni par le palper abdominal ni par les touchers
vaginal ou rectal ; mais, dès qu'ils ont acquis un volume supé-

rieur à celui de l'ovaire, le palper ou le toucher, ou bien les deux combinés, permettent de les circonscrire, de reconnaître leur forme et leur volume. Elles sont le plus souvent dures, rarement élastiques ou irrégulières. Quand ces tumeurs sont incluses dans le ligament large, elles paraissent faire corps avec l'utérus et dépendre plutôt de cet organe que de l'ovaire. Le diagnostic devient alors assez difficile, surtout si les troubles qu'elles occasionnent sont insignifiants. Tel a été notre cas chez la malade que nous avons observée dans le service de M. le professeur Tédenat. On peut exceptionnellement sentir à la surface de ces tumeurs des végétations, si elles existent, analogues à des crêtes de coq. Quand ces végétations existent, il y a généralement de l'ascite.

Enfin la tumeur, en se développant, peut faire dévier l'utérus du côté opposé, ou bien en arrière et quelquefois même en avant.

Quand la tumeur est bilatérale, on pourra sentir par le palper et le toucher son existence sur les deux ovaires, mais il est rare de les trouver au même degré de développement.

2º *Tumeur abdominale.* — La tumeur continue à s'accroître, et de pelvienne qu'elle était elle devient abdominale. Si l'ascite qui est alors très fréquente n'est pas considérable, on pourra par le palper abdominal la circonscrire, constater son indolence, sa configuration extérieure, sa mobilité relative et la présence des végétations externes, si elles exist-ent. Mais, si l'ascite est considérable, la paroi abdominale est très tendue et empêche toute exploration. Des veines dilatées rampent sur la partie inférieure de la paroi abdominale et surtout dans la partie des fosses iliaques : ce qui la distingue de l'ascite symptomatique, de la cirrhose, dans laquelle la circulation collatérale est sus-ombilicale en général.

L'œdème des membres inférieurs à cette période est fréquent par suite de la compression des vaisseaux par la tumeur. Cette compression peut amener des souffles vasculaires.

L'état des malades peut encore être satisfaisant, malgré la présence de l'ascite et le grand volume de la tumeur.

Nous devons signaler en terminant la présence des troubles dyspeptiques, de la dyspnée, des palpitations, causés par le grand développement de la tumeur, qui oblige alors le médecin de recourir à la paracentèse abdominale pour soulager les malades. Mais le liquide se reproduit très rapidement, surtout si les végétations sont nombreuses, et, comme il emprunte ses matériaux à l'économie toute entière, il s'ensuit un amaigrissement rapide amenant à la cachexie et à la mort.

Tant que la tumeur existe à l'état de petit kyste papillaire, on peut dire que son évolution est très lente; mais, dès que les végétations ont envahi le péritoine, elles évoluent très rapidement.

VII

DIAGNOSTIC

Le diagnostic des kystes papillaires de l'ovaire est très difficile ; on devra soupçonner leur existence lorsqu'on aura affaire à des tumeurs bilatérales, lorsqu'on trouvera un épanchement ascitique abondant avec une petite tumeur, lorsque le développement sera rapide, interrompu, lorsqu'on observera de bonne heure les signes de rupture du kyste.

L'apparition hâtive des phénomènes aigus de la compression est la conséquence du rapide accroissement de la tumeur. La sensation de crépitation, analogue à celle que donne la pression sur un sac de riz, est caractéristique ; on l'obtient par la combinaison du toucher vaginal et du toucher rectal.

M. Pozzi admet difficilement la crépitation, que H. Coblentz, Olshausen et Vaquez signalent, et qui est produite par les végétations. Nous croyons pourtant que par les touchers vaginal ou rectal on pourra facilement sentir, sinon la crépitation, au moins la présence de végétations.

On pourrait confondre l'ascite produite par un kyste papillaire de l'ovaire avec la péritonite tuberculeuse à forme ascitique. En effet, dans le premier cas, les intestins, au lieu de surnager dans le liquide ascitique, peuvent être refoulés en haut et sur les côtés ; dans le second cas, les anses intestinales, accolées entre elles par des adhérences inflammatoires, se trouvent refoulées contre la colonne vertébrale ; on obtient alors, dans les deux cas, les mêmes signes par la percussion.

Mais, dans la péritonite tuberculeuse, il est rare de ne pas rencontrer des lésions de même nature dans d'autres organes et surtout dans les poumons, et, de plus, il y a de la fièvre ; d'ailleurs l'augmentation du volume du ventre est due en partie à du météorisme intestinal.

On pourrait encore confondre les kystes papillaires rompus avec le sarcome de l'ovaire. Ces tumeurs sont d'abord très rares, leur développement est plus rapide et l'ascite est précoce.

Dans les cas très difficiles, la ponction peut rendre de très grands services, parce qu'elle permet d'examiner la nature du liquide. Quant à la laparotomie exploratrice que H. Coblentz propose pour arriver à un diagnostic sûr, nous ne la considérons pas comme un moyen de diagnostic, mais comme le premier temps d'une opération : Vaquez est du même avis. Nous ne contestons pas qu'elle peut rendre de grands services dans des cas où le diagnostic est presque impossible, surtout si elle est faite suivant toutes les règles de l'asepsie et de l'antisepsie.

Marche. — Il est très difficile de connaître d'une façon précise le temps que ces tumeurs mettent à évoluer, parce qu'il est en général impossible de savoir l'époque à laquelle leur évolution a commencé. D'une façon générale, nous pouvons dire que, tant que la paroi du kyste est intacte, leur évolution est lente, tandis que, dès que la rupture du kyste s'est effectuée et que les végétations papillaires ont fait irruption dans la cavité abdominale, leur marche est assez rapide.

VIII

PRONOSTIC

« Une question qui est encore pleine d'obscurité est celle
de la bénignité ou de la malignité des kystes papillaires »,
dit avec juste raison M. Pozzi, dans son *Traité de Gynécologie*. Les observations ont en effet prouvé que telle tumeur,
considérée anatomiquement comme maligne, se conduisit
comme les tumeurs bénignes, et réciproquement. D'autre part,
M. Bouilly disait au Congrès français de chirurgie, tenu en
1896 à Paris : « La malignité du kyste papillaire ne peut
être déterminée histologiquement ; entre les kystes que nous
voyons rapidement se généraliser ou récidiver après l'opération et ceux dont l'ablation est suivie d'une guérison défini-
tive, il n'existe pas de différences histologiques. La malignité
ne peut donc être déterminée par leurs caractères anatomi-
ques ; elle est surtout en rapport avec le séjour plus ou moins
prolongé de la lésion dans la cavité abdominale. »

Nous pouvons donc dire en général que, tant que la paroi
du kyste est intacte, le pronostic est bénin. Mais, dès que
les végétations ont rompu la paroi kystique et se sont propagées dans la cavité abdominale, le pronostic devient de plus en
plus sombre, si on n'opère pas immédiatement. Et pour cause,
les végétations, en se propageant sur les organes voisins,
finissent par remplir toute la paroi abdominale, l'ascite devient
considérable et la cachexie ne tarde pas à arriver. Nous admettons bien la bénignité des végétations purement conjonc-

tives, mais très peu conservent leur nature purement conjonctive: la plupart deviennent le siège de productions carcinomateuses ou adénoïdes qui activent la généralisation et la production du liquide ascitique, et mènent très rapidement le malade à la cachexie et la mort.

La récidive assez fréquente que ces tumeurs présentent oblige le chirurgien à être très réservé pour le pronostic, car, si l'on a vu des cas de guérison durable après une seconde laparotomie, les cas de mort ne sont pas très rares.

Nous avons cru qu'il ne serait pas inutile de noter les cas des tumeurs papillaires que nous avons trouvés dans la statistique de E. Cohn, faite sur les tumeurs malignes de l'ovaire observées dans la clinique du Dʳ Schrœder. Sur 86 laparotomies on a trouvé 38 kystes papillaires avec dégénérescence carcinomateuse. Parmi ces 38 cas, il y a eu 4 femmes qui ont présenté des récidives.

IX

TRAITEMENT

Le seul traitement qu'on peut opposer à ce genre de tumeurs est le traitement chirurgical.

Dès qu'on a fait le diagnostic d'une tumeur de l'ovaire, on ne doit pas attendre, il faut opérer et opérer de bonne heure, comme dit M. Pozzi, surtout pour les tumeurs de néoformation épithéliale.

L'expectation présente de grands dangers pour la malade, parce que les tumeurs papillaires, comme nous l'avons vu, peuvent, à toute période, se transformer en néoplasmes malins, se généraliser et rendre l'opération de plus en plus grave. Telle est l'opinion de notre excellent professeur Tédénat et de MM. Pozzi, Léopold, Cohn, K. Thornton, et nous n'hésitons pas à la partager parce que nous croyons qu'avec les progrès que la chirurgie a accomplis jusqu'à ce jour, l'intervention précoce est sans danger pour la malade et plus aisée pour le chirurgien.

Il faut remarquer qu'un autre facteur vient plaider l'intervention hâtive, c'est la bilatéralité des tumeurs papillaires de l'ovaire. Quoiqu'elle ne soit pas très fréquente, il faut toujours y penser, et même, lorsqu'on a ouvert le ventre, on doit toujours s'assurer de l'intégrité de l'autre ovaire, qu'on doit par précaution enlever, pour peu qu'il paraisse suspect ; de cette façon on sera sûr d'éviter la récidive plus ou moins tardive.

La présence de la plus ou moins grande quantité du liquide ascitique est-elle une contre-indication ? MM. Duplay et Duret l'admettent comme telle, en disant que, « lorsque l'ascite est considérable, il est rare qu'il n'existe pas quelque altération profonde du côté de l'utérus et des ovaires, de nature à contre-indiquer l'ovariotomie. » (Duplay, *Arch. g. de méd.*, p. 20, 1879.)

Nous croyons, avec MM. Pozzi, Sebileau et d'autres, que l'ascite, même si elle est abondante, commande au contraire l'opération. Plusieurs observations dans lesquelles le liquide ascitique était abondant semblent plaider en faveur de l'intervention, puisque celle-ci a été suivie de succès.

La nature du liquide n'est pas non plus une contre-indication, comme M. Polaillon lo disait en 1878 à la Société de chirurgie (*Bull. Soc. Chirurg.*, p. 225, 1878).

Terrier, dans la même séance, démontra, se basant sur son expérience personnelle, que la nature du liquide ascitique n'indique en aucune façon la bénignité ou la malignité de la tumeur, que telle tumeur bénigne peut présenter un liquide hématique, tandis que telle autre maligne peut présenter une ascite séreuse.

Nous pouvons donc dire que ni l'ascite, ni la nature du liquide ne peuvent contre-indiquer l'intervention, et que la seule contre-indication sérieuse est la cachexie très avancée. Sebileau a posé même la règle suivante : « *A toute malade qui porte un épanchement péritonéal et une tumeur de l'abdomen, hors des cas exceptionnels de cachexie avancée et de mort imminente, l'on peut et l'on doit ouvrir le ventre.* (Sebileau, *Les épanchements du péritoine*, in Th. Paris, 1889, p. 83).

Les partisans de la laparotomie exploratrice conseillent avec M. Schrœder de refermer le ventre lorsqu'on verra que la tumeur est de nature maligne et qu'elle ne peut plus être extirpée totalement. Mais comment pourra-t-on conclure à la malignité de la tumeur, au moment d'une laparotomie exploratrice, tandis que, même par l'examen histologique, il est difficile de se prononcer ? D'autre part, nous croyons qu'il est préférable d'enlever ce qui pourra s'enlever de la tumeur que de s'abstenir, vu que les exemples ne manquent pas où une guérison durable a été obtenue après une ablation partielle de la tumeur.

Quant à la ponction évacuatrice, nous n'en avons pas parlé parce que nous la considérons comme moyen dangereux et tout à fait insuffisant. Elle ne peut, en effet, être utile, et seulement comme moyen palliatif, que dans les cas où la distension du ventre est tellement considérable que l'oppression est extrême par le refoulement du cœur et des poumons, l'angoisse considérable et l'asphyxie imminente. Elle pourra alors retarder de quelques jours l'issue d'un événement fatal si la malade est inopérable.

Nous croyons en terminant que le chirurgien doit tenter tout et même l'impossible pour sauver sa malade.

Nous ne décrivons pas une technique opératoire spéciale pour les kystes papillaires de l'ovaire, parce qu'elle ne diffère pas de celle qui est décrite dans les classiques pour tous les kystes de l'ovaire. Mais nous devons ajouter que le chirurgien doit se tenir prêt pour parer à toutes les complications qui peuvent survenir pendant l'opération et qui certes sont assez fréquentes.

Nous nous contenterons donc de dire avec M. Pozzi qu'il faut tâcher de faire une ablation aussi complète que possible de la tumeur et de ses greffes s'il en existe. C'est ici qu'on doit faire la toilette du péritoine d'une façon aussi minutieuse que possible. Comme l'ablation de ces tumeurs s'accompagne souvent d'une petite hémorragie provenant de la cavité pelvienne dépourvue de son péritoine, il est préférable de ne pas faire la suture complète du ventre, mais de mettre un drain en caoutchouc ou une mèche de gaze iodoformée. Le drainage, surtout avec la gaze, agit alors comme hémostatique et comme évacuateur.

X

OBSERVATIONS

___

Observation I

(INÉDITE)

(Service de M. le professeur TÉDENAT)

Tumeur végétante du péritoine pelvien. — Ascite. — Ponctions multiples.
Ablation de la tumeur. — Mort de choc opératoire.

Mélanie S..., trente-cinq ans, ménagère à Béziers, entrée dans le service de M. Tédenat, le 13 avril 1886. Pas d'antécédents héréditaires. Bonne constitution. La malade a été réglée à l'âge de dix-huit ans, et depuis la menstruation a été normale. Elle n'a jamais été malade. Mariée il y a dix ans, elle n'a jamais eu d'enfants.

La malade fait remonter à huit ans le début de sa maladie. A cette époque, elle ressentait des douleurs assez vives, en même temps qu'elle voyait grossir son ventre d'une façon assez rapide. Ce gonflement était surtout marqué du côté gauche.

Au mois de mai 1885, un médecin, ayant été consulté, constata l'existence d'une ascite et fit une ponction qui donna 14 litres de liquide citrin. Dans la suite, on renouvela les ponctions d'abord tous les deux mois, puis tous les mois, puis tous les quinze jours, et enfin tous les huit jours. La dernière ponction a été faite le 8 avril dernier et a donné 6 à 7 litres de liquide citrin.

Depuis trois mois, la malade vomit presque tous les jours. L'amaigrissement est considérable, l'appétit est presque nul. Depuis deux mois, ses règles n'ont plus reparu.

L'examen, pratiqué le 15 avril, montre une tumeur abdominale siégeant surtout à gauche avec ascite. Au niveau de la tumeur on constate de la matité. La tumeur est très ferme, allongée obliquement de gauche à droite et de haut en bas ; elle n'occupe que la moitié gauche du bassin ; elle est étalée comme une tumeur des ligaments larges ; elle est presque fixe et ses parois sont épaisses, présentant une série de cloisons.

Au toucher, l'utérus est normal ; son corps est en arrière, tandis que le col est porté en avant. L'orifice externe est étroit et dur. Le cul-de-sac latéral gauche est un peu déprimé. Les mouvements se transmettent de l'utérus à la tumeur et de la tumeur à l'utérus.

17 avril. — L'ascite a augmenté. Les envies de vomir sont continuelles. La malade demande qu'on la ponctionne.

18. — Les vomissements continuent; on fait une ponction avec l'appareil Potain et on retire 4 à 5 litres de liquide clair, citrin. La tumeur a augmenté de volume; l'utérus s'est relevé; le col occupe presque sa place normale.

19. — Vomissements. La malade a deux syncopes dans la matinée. La langue est rouge et humide. L'appétit est nul. Dyspnée. Insomnie. Le pouls est à 100.

20. — Vomissements. T.: matin, 39°2; soir, 37°6. Pouls à 95.

21. — Langue sale. T.: matin, 38°5; soir, 37°3. Pouls à 120.

22. — T.: matin, 38°4; soir, 37°7. Pouls à 120, petit. La malade n'a pas vomi. Le col est mou et refoulé vers la symphyse. La sonde utérine donne une longueur de 7 centimètres.

23. — Ovariotomie. On enlève une tumeur solide présentant des kystes multiples. Elle pèse 650 grammes. On ordonne une potion à la morphine.

24. — T.: matin, 39°; soir, 38°5. Le pouls est à 120; il est petit et filiforme. Le ventre n'est pas douloureux. Les vomissements n'ont pas reparu.

25 avril. — La malade meurt dans la nuit.

AUTOPSIE. — *Côté gauche.* — Le pédicule est porté contre l'utérus; l'ovaire paraît tout à fait normal.

Côté droit. — Quelques végétations sont adhérentes au péritoine de la partie postérieure du ligament large par de minces pédicules. L'ovaire est envahi.

Le corps de l'utérus et la vessie sont normaux.

Observation II

(INÉDITE)

(Service de M. le professeur TÉDENAT)

Kystes des deux ovaires. — Ovariotomie double. — La malade sort guérie au vingtième jour.

Ursule T... , âgée de trente-deux ans, receveuse du télégraphe, entrée à l'hôpital Saint-Eloi, le 18 juin 1888.

Antécédents héréditaires. — Rien de particulier dans sa famille.

Antécédents personnels. — Elle a eu la variole et la rougeole dans son enfance. Depuis, sa santé a été bonne, sauf un peu de névrosisme, qu'elle présente habituellement, mais sans crises. Réglée à quatorze ans, ses règles ont été depuis régulières et abondantes pendant sept à huit jours. Elle a eu des pertes blanches.

Mariée à l'âge de dix-huit ans, elle a eu deux grossesses,

dont la seconde a été gémellaire, il y a dix ans. Ses accouchements ont été faciles, et les suites de couches normales. Depuis lors elle a souffert de la jambe et de la cuisse droites, dans leur étendue en avant comme en arrière, et surtout à la période menstruelle.

La malade fait remonter le début de sa maladie actuelle à 1882, où, pendant l'époque menstruelle, elle ressentit une violente douleur dans la cuisse droite et dans la partie droite de l'abdomen. Le ventre s'est enflé rapidement, à tel point qu'elle ne pouvait plus se baisser. En même temps, des vomissements sont survenus et ont duré pendant huit jours. La malade a été dans l'impossibilité de marcher pendant un mois. Puis, un beau jour, après une crise de douleurs plus violentes encore, la tuméfaction de son abdomen disparut sans aucune évacuation ni par le rectum, ni par la vessie. Depuis cette époque, elle ressent une gêne dans l'abdomen, mais sans douleurs et sans gonflement abdominal.

De janvier à novembre 1887, le ventre prend un développement considérable. Les douleurs recommencent sans les vomissements; la dyspnée et les douleurs lombaires ne tardent pas à faire leur apparition. On ne remarque pas de rétention d'urine, ni de céphalalgie, ni de troubles visuels.

En novembre 1887, une ponction amène 6 litres 1/2 d'un liquide noir et épais. Les règles sont normales.

Le 18 juin 1888, la malade entre dans le service de M. le professeur Tédenat, avec un ventre aussi volumineux que celui d'une femme à terme; elle n'éprouve pas de douleurs, mais une simple fatigue, sans dyspnée ; elle vomit facilement.

A l'examen, on trouve une double tumeur liquide fluctuante, arrondie, non adhérente, occupant de chaque côté la place de l'ovaire. L'utérus est relevé et mobile.

Ovariotomie. — 20 juin 1888. — On fait une piqûre de

morphine et on vide la vessie avant l'opération. La malade
est anesthésiée avec un mélange d'éther et de chloroforme ;
elle vomit à plusieurs reprises une grande quantité de liquide
avant de s'endormir. Après avoir fait une incision de douze
centimètres, on arrive sur une grande poche kystique du
côté droit, renfermant 4 litres de liquide. Les quelques adhérences épiploïques se rompent facilement sans hémorragie.
Le pédicule du kyste est mince, on le sectionne au thermo-
cautère après avoir placé deux demi-ligatures et une totale
en dessous.

On enlève de la même façon le second kyste, qui est de la
grosseur de la tête d'un enfant de dix ans et implanté par un
pédicule plus gros que le précédent sur l'ovaire gauche.

La couleur du liquide contenu dans les deux poches kystiques est chocolat. L'hémorragie a été à peu près nulle pendant toute la durée de l'opération.

Après avoir fait la toilette du péritoine, on place 4 points
de suture profonde, distants de 2 centimètres, et un seul
point superficiel à l'angle inférieur de la plaie. Pansement à
la gaze iodoformée. Bouillottes très chaudes. Jambes relevées
par un coussin.

La malade a passé une bonne journée ; elle n'a eu qu'une
ou deux régurgitations ; elle ne prend que des glaces et de
l'orge ; potion avec XII gouttes de teinture d'opium. Le soir,
le pouls est à 100. Les urines sont peu abondantes.

21 juin.— T.: matin, 38°5 ; soir, 38°. Pouls à 92. État général
bon ; un peu d'excitation nerveuse ; elle souffre du ventre.
Elle prend du bouillon et du lait glacés. Elle continue la
potion à la teinture d'opium à IV gouttes.

22 juin. — T.: matin, 38°2 ; P. à 116 ; soir, 38,5 ; P. à 108.

Le matin, on ordonne une potion contenant IV gouttes
de teinture d'opium. Dans la journée, la malade est abattue ;
on suspend alors l'opium. Elle vomit ; les vomissements sont

abondants et verdâtres. Elle continue à avoir des nausées le reste de la journée ; avec cela le ventre est peu douloureux mais il est ballonné. On prescrit un lavement glycériné et on donne du champagne frappé et du lait glacé avec de l'eau de Seltz.

23. — T. : matin, 38°8 ; le P. est à 100 ; T. : soir, 38°5, le P. est à 92. La malade a ses règles ; son facies est bon ; les vomissements continuent ; ils sont verdâtres et peut-être ils sont dus à la menstruation. Elle souffre très peu du ventre ; elle n'a pas de hoquet ; elle vomit surtout. On continue le champagne frappé moins le bouillon glacé ; on prescrit la potion de Rivière. Vomissements non douloureux.

Pansement. — En explorant l'abdomen, on constate qu'il n'est pas douloureux à la pression. La suture est en parfait état ; la réunion est parfaite, la gaze iodoformée est sèche.

La malade va une fois du corps par un lavement, mais la selle est minime ; elle continue à avoir la langue très sale. On lui donne un lavement salé avec une longue canule et on lui fait prendre X gouttes de teinture d'opium dans une potion.

24. — T. : matin, 38°5 ; soir, 37°5. Le P. est à 100. Les vomissements continuent. Léger hoquet. Elle ne souffre pas du ventre.

25. — T. : matin, 37°8 ; soir, 37°6. P. de 84-92. La malade a eu un peu d'agitation cette nuit ; elle continue à perdre abondamment. Son facies est bon.

26. — T. : matin, 37°7 ; soir, 37°3. Elle n'a ni vomissements ni hoquet. Elle va très bien. Lavement.

27. — T. : matin, 37°6 ; soir, 37°3. Rien de particulier à noter. Elle prend du bouillon et du poisson.

28. — T. : matin, 37°3 ; soir, 37°. Elle va très bien. Elle commence à manger un peu de viande. Elle est allée du corps.

29. — T. : matin, 37°2 ; soir, 37°. On enlève les cinq points de suture ; la cicatrice de l'incision n'a plus que 10 centimètres. L'état de la malade est excellent.

Les règles ont cessé le 30 juin. Depuis, nous n'avons pas d'autres complications à noter que des douleurs assez vives, lancinantes, siégeant dans les cuisses, et principalement la gauche, et ayant duré trois jours consécutifs. Ces douleurs ont commencé le 5 juillet, jour où la malade se lève pour la première fois (quinze jours après l'opération), portant une ceinture hypogastrique.

10 juillet. — La malade quitte l'hôpital en parfait état.

Examen des urines.— Les urines n'ont pas été examinées avant l'opération.

21 juin. — Q. = 450 gr. D. = 1030. Acides. Urée = 28,6 = 12,87. Cl = 13,9 = 6,255.

Les urines sont altérées (examinées trente-six heures après), troubles. Dépôt brique soluble par la chaleur.

22. — Q. = 600 gr. D. = 1030. Acides. Urée = 43,4 = 26,04. Cl = 11,7 = 7,02. Elles sont claires. Teinte brunâtre foncée.

23. — Q. = 300 gr. (Elle a uriné sous elle en vomissant). D. = 1034. Acides. Urée = 57,2 = ?. Cl = ?. Très foncées, brunâtres, claires.

24. — Q. = 600. Acides. D. = 1028. Urée = 56 = 33,6. Cl = 4 = 2,4. Dépôt abondant d'acide urique.

25. — Q. = 650. Urée = 47,6 = 30,94.

26. — Q. = 600. Urée = 49,6 = 29,76.

Observation III

(inédite)

(Service de M. le professeur Tédenat)

Kyste papillifère de l'ovaire gauche. — Végétations internes dont quelques-unes ont subi la nécrose caséeuse. — Ablation partielle. — Guérison.

C... (Louise), âgée de cinquante-quatre ans, entrée à l'hôpital le 10 avril 1891. Elle ne présente rien de particulier dans ses antécédents héréditaires et personnels. Sa santé a été toujours excellente ; la ménopause a eu lieu à l'âge de quarante-huit ans sans accidents.

Début de la maladie. — La malade raconte qu'il y a un an son ventre commençait à grossir sans douleurs vives, mais avec des tiraillements ayant pour siège la région lombaire. Elle constata alors qu'elle était très vite fatiguée et obligée d'interrompre souvent ses travaux.

Un mois après, elle commençait à éprouver des douleurs assez vives dans la fosse iliaque droite. En même temps, l'anorexie survint et l'amaigrissement consécutif; le volume du ventre continua à augmenter. Trois mois après le début de sa maladie, elle fut obligée de cesser tout travail. Il y a un mois et demi, le membre inférieur gauche s'est considérablement œdématié dans l'espace de quelques jours. Trois semaines après, le volume de l'abdomen avait augmenté d'une façon telle que la malade présentait de la dyspnée. Pour la soulager, on fit une ponction à gauche, à six travers de doigt et un peu au-dessous de l'ombilic, et on retira dix litres d'un liquide brun, hépatique, assez épais et de couleur chocolat.

Depuis la malade va mieux, mais de nouveau le volume de l'abdomen est devenu les deux tiers de ce qu'il était avant la ponction.

Au moment de son entrée à l'hôpital, l'état général de la malade est assez bon, sauf un peu d'amaigrissement et un faible œdème du membre inférieur gauche. L'appétit est conservé. Rien d'anormal au cœur. L'examen des urines montre une légère diminution de l'urée et la présence de 85 centigrammes d'albumine par litre.

A l'époque de son entrée à l'hôpital, la malade présente un abdomen volumineux et proéminent. La peau est saine ; on ne remarque pas de vascularisation superficielle anormale.

La percussion fait constater une matité limitée par une ligne convexe remontant à sept travers de doigt au-dessus de l'ombilic, arrivant à gauche à l'estomac, et se confondant à droite avec la matité du foie.

La palpation relève une tumeur uniforme assez dure, légèrement arrondie, présentant des adhérences dans le petit bassin, mais ne paraissant pas avoir d'adhérences avec la paroi abdominale.

Par le toucher vaginal, on sent le col de l'utérus porté un peu à gauche et en avant ; l'utérus est mobile, les culs-de-sac sont libres.

Ovariotomie. — 14 avril. — Incision médiane. Le péritoine ouvert, on remarque la présence d'une petite quantité de liquide ascitique. On tombe sur la tumeur que l'on ponctionne ; il en sort trois litres et demi de liquide gris-rougeâtre assez foncé, trouble, dans lequel nagent des flocons blanchâtres caséeux.

La poche du kyste présente, dans la profondeur, des adhérences intimes avec l'utérus et le ligament large, et son énucléation complète devient impossible. Avec un clamp et de petites pinces à forcipressure courbes, on pince les parties profondes de la paroi, et, dès que l'hémostase est assurée, on place une double ligature en dessus du clamp, qui maintient les parties du kyste adhérentes au ligament large, puis on met une deuxième ligature identique au-dessous des pinces qui se trouvent placées sur le bord externe de l'utérus. Ces ligatures sont faites avec un gros fil de soie. On sectionne ensuite les parois libres de la poche du kyste, et on abandonne dans l'abdomen le reste de la poche qui est intimement adhérent à l'utérus et aux ligaments larges, malgré un léger suintement sanguin. Après une minutieuse toilette du péritoine, on suture la plaie abdominale, sauf à sa partie inférieure où on place une large mèche de gaze iodoformée.

Pansement ouaté légèrement compressif. Dans la journée, on fait prendre à la malade la potion ci-après :

Extrait d'opium	0 gr. 05 centigrammes.
— de belladone . .	0 gr. 02 —
Alun..	15 gr.
Julep.	105 gr.

Dans l'après-midi, on fait trois injections sous-cutanées d'ergotine de 25 centigrammes chacune.

Pas de réaction les jours suivants : la malade ne souffre pas et la température reste au-dessous de 38°.

17. — La température du soir est montée à 38°5, et dans la nuit la malade a transpiré.

18. — La langue est sale et un peu sèche ; pas de douleurs, pas de vomissements. L'œdème de la jambe a presque tout à fait disparu.

19. — La température restant entre 38°5 et 38°, on défait le pansement. On ne trouve pas la moindre trace de pus. On retire la mèche de gaze, et il s'écoule un peu de liquide séreux, filant, légèrement rougeâtre. On lave la plaie avec de l'eau salée, et on y introduit une nouvelle mèche de gaze.

Les jours suivants, la température revient à la normale. L'état local s'améliore, mais la malade est impatiente et veut se lever ; il en résulte un peu de subdélire.

24. — Les fils de suture sont enlevés. La réunion est complète. Le trajet fistuleux ne suppure pas; il existe toujours un léger écoulement séreux et rougeâtre.

On renouvelle le pansement tous les jours. Malgré ce, la malade trouve le moyen de le défaire dans la nuit; elle s'agite et se plaint à tout instant, et elle ne veut pas rester au lit. Cette surexcitation est attribuée à son mauvais caractère ; car, d'après ses parents, avant sa maladie elle s'impatientait à la moindre contrariété.

Les jours suivants, la malade ne cesse de geindre nuit et jour. Quant à sa plaie, elle se ferme tous les jours petit à petit, et le trajet fistuleux coule de moins en moins.

6 mai. — On constate que l'œdème de la jambe a un peu reparu. L'agitation de la malade continue, même après l'administration d'une potion renfermant 2 centigrammes de chlorhydrate de morphine et 1 centigramme d'extrait de belladone. On permet à la malade de se lever un peu dans l'après-midi.

Les jours suivants, la malade se calme un peu et elle se lève toutes les après-midi.

17 mai. — La malade sort. La plaie est à peu près complètement fermée. Il ne reste qu'un petit trajet fistuleux arrivant à une cavité sous-cutanée, de la dimension d'une noix environ, d'où il s'écoule une très petite quantité de sérosité épaisse et de couleur gris-jaunâtre.

Un léger œdème du membre inférieur gauche persiste.

L'analyse des urines a été faite régulièrement tous les jours depuis l'opération ; il n'y a pas eu de modification appréciable; l'albumine a persisté et sa quantité est restée aux alentours de 1 gramme.

Examen de la pièce par M. le professeur Kiener. — La tumeur forme une vaste poche à parois assez épaisses, de deux à trois centimètres d'épaisseur. La surface externe est lisse et sillonnée de vaisseaux assez volumineux. La surface interne est revêtue par plaques de petites végétations, et en d'autres points d'épaisses couches caséeuses.

Dans le premier cas, la paroi a une structure fibreuse simple sans fibres musculaires, avec des vaisseaux dont les uns sont formés d'une simple tunique endothéliale et d'autres d'une assez forte tunique musculeuse. Les végétations ont une structure glandulaire et kystique avec un revêtement des cellules caliciformes et un stroma mixomateux peu abondant.

Sur les parties revêtues d'épaisses couches caséeuses, les coupes montrent que de la surface de la paroi s'élèvent des végétations de structure glandulaire à épithélium caliciforme d'une longueur exceptionnelle; l'implantation de ces végétations est ordinairement très étroite, bien qu'elle présente des ramifications extrêmement touffues et volumineuses. A partir d'un ou deux centimètres de la paroi, ces végétations subissent une nécrose caséeuse. L'épithélium se nécrose d'abord et se transforme en blocs jaunâtres sans noyaux. Un peu plus loin, les cellules du tissu conjonctif se nécrosent à leur tour et les fibres conjonctives se fusionnent en une masse pâteuse parsemée des fines granulations. La nécrose des productions papilliformes paraît s'expliquer par l'étroitesse de plus en plus prononcée de leur pédicule rongé et aminci par les bourgeonnements des productions épithéliales.

En somme, on a eu affaire à un kyste uniloculaire papillifère de l'ovaire gauche avec nécrose caséeuse d'un grand nombre de productions papillaires. Nous devons remarquer dans ce cas la présence de l'œdème considérable du membre inférieur gauche, dû à la compression vasculaire, et les douleurs siégeant surtout du côté droit.

La quantité du liquide n'était pas considérable, parce que les végétations siégeaient à la surface interne du kyste et que la poche kystique était intacte. Nous devons enfin noter que, malgré l'opération incomplète, la réaction post-opératoire a été nulle et que la guérison a été assez rapide.

Observation IV

(INÉDITE)

(Service de M. le professeur TÉDENAT)

Kyste papillaire de l'ovaire gauche, kyste du parovarium gauche et ovaire kystique du côté droit. — Ovariotomie. — Guérison.

Jeanne D..., âgée de trente-sept ans, entre le 20 avril 1871 dans le service de M. le professeur Tédenat.

Antécédents héréditaires. — Rien de particulier.

Antécédents personnels. — Elle s'est toujours bien portée. Mariée à l'âge de dix-huit ans, elle n'a jamais eu d'enfants. Ses règles ont été régulières.

Début de la maladie. — Il y a dix-huit mois, elle ressentit des douleurs assez vives à la région lombaire et dans la fosse iliaque droite. Ces douleurs sont surtout marquées au moment des règles, qui sont restées régulières. Cet état a duré un an, et la santé est restée bonne.

Il y a six mois, les pertes menstruelles sont devenues plus abondantes et leur durée est de huit jours; en même temps, et pendant la période intercalaire, une légère leucorrhée est survenue.

Les douleurs, qui avaient pour siège le petit bassin principalement, sont devenues alors plus fréquentes et plus vives, et surtout au moment des règles. A ce moment seulement, l'abdomen a commencé à augmenter de volume et la malade a senti, dans la fosse iliaque droite, une petite tumeur douloureuse à la palpation et grosse comme une noix.

Son état s'est aggravé depuis deux mois, et l'augmentation du volume du ventre continue.

État actuel. — État général : La malade n'a pas maigri ; l'appétit est bon, les digestions se font bien. L'analyse des urines ne décèle rien de particulier ; la quantité de l'urée n'a pas diminué.

État local : L'abdomen a un volume à peu près ègal à celui d'une femme enceinte de sept mois.

A la palpation, on sent une tumeur dure qui siège dans le bassin et surtout à gauche. En haut, elle remonte à un travers de doigt au-dessous de l'ombilic. A gauche, on sent son contour régulier qui arrive à quatre travers de doigt en dehors de la ligne médiane. A droite, sa délimitation est difficile à faire et la tumeur se perd dans la fosse iliaque.

Au toucher vaginal, on trouve le col dans sa position normale, et, par l'exploration bimanuelle, on constate que cette tumeur est accolée à l'utérus et présente des adhérences intimes avec cet organe.

Opération le 23 avril 1891. — Incision médiane partant à deux travers de doigt au-dessous de l'ombilic et allant jusqu'à un travers de doigt du pubis ; couche graisseuse de 3 centimètres. On introduit la main dans la cavité abdominale et on rencontre une tumeur présentant des adhérences avec les parois et avec l'utérus : la tumeur se vide sous la main. Il s'écoule un liquide louche, jaune-grisâtre avec quelques stries de sang. On maintient pendant ce temps l'épiploon avec une flanelle, mais il s'écoule tout de même du liquide dans la cavité péritonéale.

Le kyste une fois vidé, on l'attire à l'extérieur ; il adhère fortement à l'utérus, et un second kyste, plus petit, lui est accolé sur son côté droit.

On lie les deux pédicules qui relient ces kystes à l'utérus

avec deux gros fils de soie, et on touche leur surface de
section au thermo cautère avant de les abandonner dans la
cavité abdominale.

On fait le lavage du péritoine avec de l'eau salée et on
suture la plaie abdominale avec un seul étage de points de
suture entrecoupés avec des fils de soie.

Dans la journée, on administre une potion contenant 3 centigrammes de chlorhydrate de morphine et on fait prendre
à la malade du champagne et de la glace.

Pas de réaction les jours suivants. La malade ne souffre
pas ; elle a cependant quelques vomissements bilieux et la
température s'élève à 38°3 le lendemain soir et s'y maintient
le surlendemain.

Les vomissements s'arrêtent et la température redescend
à la normale le troisième jour. En même temps apparaissent
les règles.

La malade continue à aller bien.

30 avril. — On cesse de sonder la malade ; les règles ont
disparu.

2 mai. — On ordonne un lavement, car elle n'est pas allée
du corps depuis le jour de l'opération, c'est-à-dire depuis le
23 avril.

6. — *Pansement.* — La réunion est parfaite ; un seul fil
présente autour de lui quelques gouttes de pus. On enlève les
points de suture et on refait un léger pansement.

12. — La malade se lève après avoir mis une ceinture hypogastrique. Elle n'éprouve aucune douleur.

17. — Elle sort complètement guérie.

EXAMEN DE LA TUMEUR PAR M. LE PROFESSEUR KIENER. —
La tumeur se compose de deux poches indépendantes l'une
de l'autre. La plus petite a des parois minces et une surface
interne blanche et lisse ; elle pourrait loger une petite man-

darine ; elle renferme un liquide incolore, de consistance gommeuse.

La grande poche a un volume supérieur à celui du poing ; ses parois sont plus épaisses et sa surface interne, recouverte d'un liquide mucilagineux et poisseux, est revêtue comme d'un gazon de proéminences papilliformes, se touchant presque, et dont les plus volumineuses ont la dimension d'une grosse fraise, tandis que les plus petites ne dépassent pas le volume d'une grosse tête d'épingle.

Sur la surface externe et à sa partie antérieure gauche, on remarque la trompe dilatée et flexueuse rattachée à la tumeur par une portion du ligament large, dans laquelle existe un kyste isolé du volume d'une noisette. A la face antérieure, on voit un point où les végétations ont perforé la paroi et forment un petit chou-fleur du volume d'une noisette environ.

A l'autre extrémité du diamètre de la poche, à sa partie supérieure et droite, on trouve l'ovaire droit aplati contre la paroi externe de la tumeur, et présentant dans une moitié une transformation fibreuse avec des corps jaunes, et, dans son autre moitié, deux ou trois kystes du volume d'une noisette chacun ; près de l'ovaire se trouve la trompe rouge et un peu dilatée.

Examen microscopique. — De la surface interne de la paroi du kyste, on voit se détacher des papilles plus ou moins développées, constituées au centre par une charpente du tissu conjonctif renfermant des vaisseaux et recouvertes par des cellules cylindriques muqueuses, d'où s'échappent des globules de mucus.

Remarques. — Plusieurs faits sont à noter dans cette observation. D'abord les métrorrhagies. L'accolement des kystes à l'utérus, leur distension et leur dureté pouvaient faire penser à une tumeur fibreuse. Nous devons remarquer aussi que la malade a été très vite guérie et n'a pas eu de réaction trop forte, malgré l'écoulement du liquide kystique dans la cavité abdominale ; la température n'est arrivée que trois fois à 38°3. On n'a fait qu'un pansement, qui est resté treize jours en place, puis on a enlevé les fils de suture.

Quant à la tumeur elle-même, on avait affaire, comme le montre l'examen, à un kyste papillaire de l'ovaire gauche, à un kyste du parovarium gauche et à un ovaire kystique du côté opposé.

Observation V

(INÉDITE)

(Service M. le professeur TÉDENAT)

Tumeur végétante de l'ovaire. — Végétations en choux-fleurs. — Opération
incomplète. — Guérison.

Augustine M..., âgée de quarante et un ans, entre le 16 décembre 1891 à l'hôpital Suburbain, dans le service de M. le professeur Tédenat, salle Desault, lit n° 14.

Elle ne présente rien de particulier dans ses antécédents héréditaires.

Antécédents personnels. — La malade a eu à l'âge de dix ans et demi, la fièvre typhoïde qui lui a laissé depuis une surdité de l'oreille gauche. Réglée à quatorze ans, elle eut toujours des menstrues régulières et abondantes, qui duraient quatre à cinq jours. Mariée à vingt ans, elle n'a jamais eu d'enfant ; mais, depuis son mariage, l'écoulement menstruel devient plus abondant et parfois on y remarquait de gros caillots. Fraîche et forte, à son dire, elle se portait très bien jusqu'à l'âge de trente-six ans. A cette époque, la malade s'aperçut que son ventre grossissait sans aucune cause appréciable et devenait douloureux à la pression ; en même temps elle commençait à avoir des vomissements glaireux et bilieux après les repas. Ses règles avancèrent de huit à quinze jours sans diminuer de quantité et sans être suivies ou précédées de pertes blanches. Son embonpoint diminuait de jour en jour, et, depuis cette époque, elle a perdu 20-25 kilos.

État actuel. — La malade, pâle et maigre, présente un aspect cachectique des plus nets. La moitié supérieure du thorax amaigri laisse voir nettement les reliefs osseux, faisant ainsi contraste avec l'abdomen qui présente un œdème inflammatoire chronique faisant, sous la pression, peau d'orange. L'ombilic saillant, mamelonné, rouge, a été ouvert en deux reprises, en septembre dernier, pour donner issue spontanée à un liquide jaune citrin de 2-3 litres environ.

Si on presse sur le ventre, de manière à faire fuir le liquide sous-jacent, on sent nettement une tumeur dure, qui, partant du côté droit au niveau de l'ovaire, se porte en haut à 8 centimètres au-dessus de l'ombilic et disparaît progressivement en s'étendant du côté gauche, au niveau presque symétrique de son point de départ. Cette tumeur, à bords arrondis vers la partie supérieure, présente des bosselures et paraît être constituée par du tissu solide.

A la palpation, si on porte un choc avec le doigt, on sent, au-dessous de l'autre main placée à plat sur le ventre, des crépitations, indice d'une péritonite plastique sans adhérences.

Le développement du ventre est énorme ; partant du pubis, il remonte jusqu'au-dessous des reins, et, latéralement, il présente l'aspect du vente des batraciens.

Le toucher vaginal fait percevoir le col refoulé en arrière ; l'utérus est dur et difficilement mobile. Les culs-de-sac latéraux sont bombés ; le cul-de-sac postérieur est tendu et fait saillie dans le vagin. Pas d'écoulement sanguin ni de pertes blanches.

17 décembre. — On administre un purgatif et on fait prendre à la malade deux cachets contenant chacun : sulfate de quinine et salol ââ 0 gr. 20 centigr.

18 décembre. — *Opération.* — Anesthésie à l'éther ; durée six minutes. — Incision sur la ligne blanche, longue de 14-16 centimètres. On incise couche par couche jusqu'au péritoine que l'on ouvre avec des ciseaux. L'ouverture de ce dernier donne issue à la quantité de 4-5 litres de liquide kystique intra-péritonéal d'une couleur acajou. La tumeur apparaît alors sous un aspect diffus ; lisse à certains endroits, elle présente des bosselures à d'autres ; elle n'a pas de poche limitée. La main entière, introduite dans le ventre, constate que la tumeur adhère par sa face profonde à toute la masse intestinale, remontant jusqu'au niveau du diaphragme. A sa partie inférieure, les ovaires et l'utérus se confondent avec elles ; on ne peut pas distinguer les ligaments.

On essaie d'attirer la tumeur au dehors de la cavité abdominale, mais elle se déchire et se détache en morceaux. On place sur elle deux pinces de Nélaton et on continue à en arracher des fragments. Après avoir extrait ainsi une grande partie de la tumeur, surtout du côté gauche, on referme le ventre par six points de suture comprenant le péritoine et les parois. La plus grande partie de la tumeur est restée dans le ventre, présentant du côté droit une grosse masse dure, bosselée, englobant l'ovaire et le ligament correspondant.

20. — T. : matin et soir 36°7. P. à 100.

21. — T. : matin, 37°3 ; soir, 37°4. P. à 150.

22. — T. : 36°3. P. à 130. La malade a passé une nuit très agitée ; elle a eu du délire.

23. — T. : matin, 36°6 ; soir, 36°8.

24. — T. : matin, 36°8 ; soir, 36°3. La nuit a été meilleure que les précédentes. La malade urine souvent et surtout la nuit (12 fois). Il n'y a pas de vomissements.

26. — Eschare fessière ; prolapsus de la vessie dans le vagin.

31. — Pansement. Réunion parfaite. Les fils sont enlevés. On ne trouve pas la moindre trace de suppuration. L'eschare fessière est guérie.

5 janvier. — La malade se trouve très bien.

Les fragments détachés présentent, microscopiquement, une surface extérieure kystique, lisse en certains endroits, et couverte d'exsudats de péritonite plastique. Mais la plus grande partie présente des productions épithéliales, en forme de choux-fleurs, faisant de grosses saillies mamelonnées ; ces productions, dures et friables, paraissent provenir de petites saillies semblables, en forme de grains de millet, qui couvrent çà et là la face interne de la poche. Sur divers de ces fragments, un grand nombre de petits kystes se détachent des tractus fibreux et sarcomateux pour faire saillie. La consistance de ces fragments est d'une façon générale dure, fibreuse. L'aspect est identique à celui des tumeurs sarcomateuses, mais il paraît que d'autres éléments entrent dans sa constitution.

Observation VI

(INÉDITE)

(Service de M. le professeur TÉDENAT)

Kyste papillaire de l'ovaire. — Ponctions très nombreuses. — Laparotomie. Guérison.

Ursule M... âgée de cinquante-trois ans, est entrée à l'hôpital, le 30 avril 1895, dans le service de M. le professeur Tédenat, salle Desault.

Rien de particulier du côté des *antécédents héréditaires*.

Antécédents personnels. — Réglée à dix-sept ans, elle a eu une menstruation régulière durant deux ou trois jours, et accompagnée de douleurs assez vives. Pas de leucorrhée.

Mariée à quarante ans, elle a eu une fausse couche, il y a dix ans. Il y a quatre ans, la malade a eu les fièvres intermittantes pendant une année entière.

A partir de ce moment, le flanc gauche devint douloureux à la pression. La malade souffre particulièrement lorsqu'elle marche et les douleurs s'irradient dans la région lombaire et dans les cuisses. Huit à dix jours après ce début douloureux, l'abdomen se tuméfie considérablement et, trois mois après, on pratiquait une ponction et on retira 25 litres de liquide clair. La menstruation, toujours régulière, n'a cessé que depuis deux ans.

Depuis trois ans, la malade a été ponctionnée cinquante-cinq fois à raison de 25 litres chaque fois.

État actuel. — L'abdomen est distendu par une masse de liquide ascitique qui empêche l'exploration méthodique.

3 mai. — Une ponction est faite et on retire 20 litres d'un liquide légèrement coloré. On constate alors la présence d'une tumeur allant d'une épine iliaque antéro-supérieure à l'autre. Elle a la forme d'une cornemuse dont la grosse extrémité est à droite et en haut. Sa consistance est dure et bosselée.

Par le toucher vaginal on sent le col effacé; le corps de l'utérus est peu perceptible. On sent la tumeur, et, par l'exploration inclinée, on constate que la portion droite de la tumeur est un peu mobile, tandis que sa partie gauche est fortement fixée en bas.

Laparotomie le 6 mai 1895. — La paroi de la tumeur est épaisse et adhérente en avant. Il existe à droite un kyste du volume d'une tête d'adulte. On le ponctionne et on l'enlève.

La tumeur principale est multilobulée, irrégulière, bourgeonnante et de consistance friable. Elle occupe tout le petit bassin et se trouve bridée par un repli du ligament large. On constate la présence de nombreuses veines à la surface de la tumeur. Après avoir posé plusieurs ligatures, on excise la tumeur entière qui pèse 5 livres. On place un tampon à la Mickulicz à la partie inférieure de l'incision et on referme la plaie abdominale après avoir fait une toilette soignée du péritoine.

7. — T. 38°. — P. à 100. — La malade a parfaitement supporté le choc opératoire ; elle n'a pas vomi et n'éprouve aucune douleur. Les urines sont fortement colorées en rouge.

8. — La température baisse. Les urines sont normales. L'état général est très bon.

11. — Pansement. On enlève le Mickulicz et on suture complètement la plaie. Le soir, la température monte à 39°2.

12. — La température est à 37°. L'état général est excellent.

17.— Pansement. On enlève les fils. La réunion est complète.

23. — La malade fait une poussée de fièvre ; la température monte à 39°8. Vomissements. Traits tirés. Pouls rapide et petit.

Cet état persiste jusqu'au 26 mai. La température redescend entre 37° et 38°.

28. — La malade sort guérie.

Observation VII

(INÉDITE)

(Service de M. le professeur TÉDENAT)

Kyste végétant de l'ovaire gauche et kyste para-ovarien végétant du côté droit. — Ovariotomie. — Guérison.

Mme P..., âgée de quarante-six ans, entre à l'hôpital dans le service de M. le professeur Tédenat, à la villa Fournier, n° 7, le 20 mai 1895.

Antécédents héréditaires. — Rien de particulier.

Antécédents personnels. — Réglée à dix ans, sa menstruation a été régulière, peu abondante, durant chaque fois huit jours, et douloureuse pendant toute sa durée. Pas de leucorrhée.

Mariée à seize ans, elle a eu un accouchement normal, il y a vingt-sept ans. Depuis cette époque, la malade avait aperçu que son ventre était resté légèrement distendu, quoique pas douloureux. A l'âge de vingt-sept ans la menstruation cessa. La malade habitait alors Alexandrie (Égypte), sa ville natale.

Revenue en France un an après, les règles reparaissent durant les quelques mois pendant lesquels elle habita nos climats.

Il y a six ans, l'abdomen a commencé à grossir dans des proportions tout à fait anormales ; en même temps, la malade éprouvait quelques douleurs un peu vives dans les flancs et dans la région sacro-lombaire.

Depuis un mois, l'augmentation du volume du ventre a été très rapide. Pas de nausées, pas de vomissements. Constipation habituelle. Les mictions sont fréquentes le jour (une fois la nuit).

État actuel. — A son entrée, l'état général de la malade est bon.

Le ventre est distendu par une tumeur volumineuse, nettement fluctuante, qui s'étend dans les flancs d'une façon assez régulière. Elle n'est pas douloureuse à la pression et elle est mate dans toute son étendue.

Par le toucher vaginal, on sent la tumeur dans le cul-de-sac postérieur, aussi l'utérus est-il fortement rejeté contre la symphyse.

Laparotomie le 27 mai. — L'anesthésie générale est faite à l'éther. Après incision de la paroi sur une ligne blanche, on tombe sur une poche kystique développée du côté gauche. On ponctionne la tumeur et on l'excise après avoir lié son pédicule à la Lawson Tait.

Du côté droit, on trouve un kyste un peu moins volumineux que le premier, paraissant s'être développé dans le parovarium. On traite celui-ci comme le premier, on fait la toilette du péritoine et on suture le péritoine, la gaine des grands droits et la peau.

La tumeur gauche est composée d'une grande poche principale qui en contient plusieurs secondaires ainsi que quelques végétations. Le liquide contenu dans ces poches est clair.

La tumeur du côté droit contient un liquide brun, et renferme des poches secondaires et de menues végétations.

28 mai. — T.: matin, 37°4; soir, 38°. La malade va bien. Elle n'a eu ni douleurs, ni vomissements. Le soir, le pouls est à 100.

29. — La température redevient normale après une selle abondante. L'état général est bon.

6 juin. — Pansement. La réunion est complète. Il n'existe qu'un petit point de suppuration. On enlève les fils.

14. — La malade se lève, porteuse d'une ceinture hypogastrique.

17. — La malade quitte l'hôpital complètement guérie.

Observation VIII

(INÉDITE)

(Service de M. le professeur TÉDENAT)

Double kyste végétant de l'ovaire. — Ascite. — Ovariotomie. — Mort

Marie R..., âgée de trente-trois ans, célibataire, demeurant à Arles, entre à l'hôpital dans le service de M. le professeur Tédenat, salle Fuster, n° 3, le 8 juin 1895.

Sa santé générale a été bonne. Réglée à l'âge de douze ans ; la menstruation est assez abondante, et dure trois jours chaque fois. Avant et pendant l'époque de ses règles, elle éprouve de vives douleurs, mais il n'y a pas de caillots dans le sang menstruel et elle n'a jamais eu de leucorrhée.

Il y a deux ans, la malade remarqua que son ventre grossissait au niveau du flanc gauche, en même temps qu'elle éprouvait de vives douleurs dans cette région.

L'augmentation du volume du ventre fut lente et sans amener de troubles du côté de la menstruation, jusqu'au mois de septembre 1894. A ce moment, la malade a éprouvé de vives douleurs du côté gauche, s'irradiant jusqu'à l'aisselle. Cet état a duré quelques jours seulement. La menstruation reste toujours normale.

Au mois de novembre 1894, une nouvelle poussée de douleurs survient avec une augmentation sensible du volume du ventre. La malade a été obligée de garder le lit pendant quinze jours. Elle n'a eu ni des vomissements ni des nausées.

Etat actuel. — Au moment de son entrée, la malade présente un abdomen volumineux, mais affaissé vers les flancs qui sont distendus par une grande quantité de liquide ascitique.

La palpation permet de reconnaître une tumeur qui semble s'être développée aux dépens de l'ovaire gauche.

L'exploration vaginale est difficile.

Laparotomie le 20 juin 1895.

Après l'incision de la paroi abdominale, on tombe sur un péritoine fortement épaissi, qui, une fois ouvert, laisse écouler une assez grande quantité de liquide ascitique. On trouve alors une tumeur incluse dans les ligaments larges et adhérente de tous les côtés. Elle se compose de deux poches multiloculaires remplies de petites végétations. La paroi externe est aussi couverte de papillomes, mous pour la plupart; cependant, en l'examinant attentivement, on rencontre quelques végétations calcifiées.

Après l'ablation complète de la tumeur et une toilette soignée du péritoine, on place un tampon à la Mickulicz et on suture la paroi abdominale avec du fil métallique et sur un seul plan.

20, soir. — T. 37,6. — Pouls, 120. — La malade vomit abondamment.

21. — La température monte à 37°. Le pouls est à 160. La prostration est complète.

La malade meurt dans la nuit.

Observation IX

(INÉDITE)

(Service de M. le professeur TÉDENAT)

Kyste inclus dans le ligament large gauche. — Grande poche contenant de nombreuses végétations ; elle adhère fortement à l'utérus et l'appendice iléocæcal adhère fortement à la poche. — Extirpation du kyste ; résection de l'appendice iléo-cæcal, suture du ligament large. — Réunion immédiate. — Guérison.

Rose V..., âgée de quarante-cinq ans, née à Meule (Tarn), entre le 24 janvier 1898 dans le service de M. Tédenat.

La malade est bien constituée ; elle a été réglée à l'âge de quinze ans, et ses règles sont abondantes, accompagnées de quelques douleurs lombo-abdominales et sans caillots ; elles durent de quatre à cinq jours. Mariée à l'âge de vingt et un ans, elle n'a jamais eu de grossesse.

Le 2 juin 1889, M. le professeur Dubrueil l'opéra d'un kyste de l'ovaire droit, qui avait évolué très lentement sans occasionner d'accidents notables. La guérison a été régulière. Il y a trois mois, la malade fut prise par des douleurs lancinantes ayant leur siège dans la fosse iliaque gauche. Il y a deux mois, elle constata une tumeur arrondie, médiane, indolore à la pression.

A son entrée, on constate que l'état général est satisfaisant ; l'appétit est bon, la digestion un peu lente ; il y a de la constipation. La malade urine quatre à cinq fois la journée et deux fois la nuit. La quantité de l'urine varie de 400 à 800 grammes par jour, avec une quantité d'urée variant de 17 à 40 grammes par litre, et d'un à deux grammes d'albumine par litre ; il n'y a pas de sucre. Sous l'influence de lavements pris matin et soir, la quantité d'urine atteint 1,000 à 1,200 grammes par jour, et l'albumine disparaît.

État local. — La tumeur se porte un peu à gauche de la ligne médiane et atteint l'ombilic. Par l'examen combiné, on sent que l'utérus est en antéposition, le col appliqué contre le pubis. Le fond est à deux centimètres au-dessous de la symphyse ; au-dessus de l'utérus et en arrière, on constate l'existence d'une tumeur du volume d'une tête fœtale séparée de l'utérus par une encoche. On peut constater qu'il y a indépendance entre l'utérus et la tumeur pour les petits mouvements, mais que, dans les mouvements étendus communiqués à la tumeur, l'utérus l'accompagne, et *vice versâ*. La tumeur rénitente, ferme, fait saillie dans le cul-de-sac postérieur. Le diagnostic peut être hésitant entre une tumeur ovarienne incluse dans le ligament large et un fibrome pédiculé de la face postérieure de l'utérus. Mais, à cause de l'augmentation légère du volume de l'utérus et l'absence de grosses métrorrhagies, M. Tédenat est porté à admettre qu'on se trouve en présence d'un kyste de l'ovaire inclus dans le ligament large.

OPÉRATION le 27 janvier 1898. — On trouve l'utérus au niveau de l'angle inférieur de l'incision ; à sa gauche et en arrière, on voit la tumeur rouge fasciculée ; évidemment c'est une tumeur incluse dans le ligament large et adhérente à l'utérus. L'appendice iléo-cæcal, long de 12 à 14 centimètres, adhère à la tumeur jusqu'à son extrémité inférieure gauche ; M. Tédenat le sépare et le résèque à un centimètre du cæcum. Il pose alors des ligatures sur le ligament infundibulo-pelvien, sur l'artère ovarienne et sur la corne utérine ; le ligament large est incisé transversalement et séparé de la tumeur ; l'artère utérine est liée au niveau de l'isthme. La tumeur est enlevée sans hémorragie et sans grande difficulté. Suture en surjet du ligament large après excision de la partie exhubérante. Toilette minutieuse du péritoine. Réunion par dix points de suture avec du fil métallique, comprenant toute l'épaisseur de la paroi abdominale. Guérison régulière, sauf une légère hémorragie utérine.

Le 29 et le 30 janvier, le pouls n'a pas dépassé les 98 pulsations, et la température a oscillé entre 37° et 37°6, pour revenir à la normale les jours suivants.

6 février. — Pansement. On enlève les fils, la réunion est parfaite.

22. — La malade sort guérie.

Examen de la pièce. — Tumeur constituée par une grande poche contenant un liquide glaireux. La paroi est épaisse de plus d'un centimètre en certains endroits. A la partie supérieure de la poche, et la croisant transversalement, se trouve la trompe épaissie et présentant des nodosités d'un volume variant de celui d'un pois-chiche à celui d'une noisette ; ces nodosités sont développées sur sa moitié interne. La paroi interne de la poche présente de nombreuses végétations papillaires en choux-fleurs du volume d'un pois à celui d'une noix.

Du côté droit, pendant l'opération, M. Tédenat a trouvé le pédicule de l'ancienne ovariotomie constitué par un tractus fibreux mince, encore entouré par un fil de soie lâche et imparfaitement enkysté, sans d'ailleurs aucune trace de suppuration.

Observation X

BOUILLY (Congrès de chir. Paris, 1897, *Pr. méd.*, p. 319)

Kyste papillaire bilatéral de l'ovaire. — Récidive. — Guérison

Malade opérée le 29 décembre 1887 pour un kyste bilatéral; récidive deux ans et demi plus tard, après une guérison excellente; la seconde intervention a été faite le 2 décembre 1891, et la malade reste actuellement guérie, c'est-à-dire depuis cinq ans et neuf mois.

Observation XI

BOUILLY (Congrès de chir. Paris, 1897)

Récidive. — Guérison

Malade ayant subi sa première opération le 16 décembre 1893, a une apparence de guérison plus ou moins complète pendant dix-huit mois; récidive et deuxième opération le 8 octobre 1895; guérison de deux ans accomplis.

Observation XII

BOUILLY (Congrès de chir. Paris, 1897)

Kyste papillaire de l'ovaire. — Ascite. — Récidive. — Mort

Malade opérée le 31 avril 1889 pour la première fois dans des conditions détestables; extirpation laborieuse des masses polykystiques végétantes pelviennes et abdominales, résection complète de l'épiploon dégénéré au ras de l'estomac, ascite considérable; guérison parfaite. Vingt mois après l'opération, le 31 janvier 1891, deuxième intervention, ablation d'une tumeur du volume du poing, récidivée dans le pédicule de l'ovaire droit, siège démontré exact par la présence du fil de soie de la première opération au centre de la tumeur récidivée; guérison simple.

En novembre 1891, induration de la cicatrice et développement des masses dans les culs-de-sac; le 2 mars 1892, incision de la cicatrice, ablation des masses végétantes pelviennes; guérison jusqu'au mois de juin 1896, époque à laquelle la malade succombe à des accidents péritonéaux suraigus, qui ont été dus sans doute à une obstruction intestinale.

Nous croyons qu'on ne saurait attribuer la cause de la mort à une récidive nouvelle, la péritonite ayant brusquement emporté la malade. Nous tendons plutôt à classer les résultats de ces différentes interventions parmi les plus heureux, la première opération surtout ayant été faite dans des conditions en apparence désespérées, comme le rapporte M. Bouilly, et considérant enfin que la santé a été excellente quatre ans après la dernière opération.

Observations XIII-XVI
(BOUILLY, Congrès de chir., Paris, 1897)

Quatre cas de kystes papillaires où la récidive et la mort sont survenues après une période plus ou moins éloignée de l'opération.

XIII. — Vieille dame de quatre-vingt-deux ans, opérée par M. Spencer Wells, assisté de M. Bouilly; l'opération a été faite au milieu d'accidents péritonéaux subaigus. Morte dix mois plus tard, présentant dans l'abdomen de grosses masses rapidement récidivées.

XIV. — Récidive dix-huit mois après l'opération, mort dix-huit mois plus tard.

Après l'opération, la santé redevint parfaite et la malade put reprendre ses occupations jusqu'au moment où la récidive fut confirmée. La survie a été de trois ans.

XV. — Récidive un an après l'opération; mort six mois plus tard ; dix-huit mois de survie. La malade était âgée de quatre-vingt-deux ans ; le bénéfice opératoire a été médiocre.

XVI. — Malade âgée de cinquante-deux ans, cachectique avant l'opération. La récidive est survenue dix mois après, et mort huit mois plus tard. La survie a été de dix-huit mois et le résultat opératoire médiocre.

XI

CONCLUSIONS

Les kystes papillaires de l'ovaire sont des néoformations épithéliales et proviennent de l'épithélium germinatif de l'ovaire.

Lorsque les végétations sont nombreuses, elles finissent par rompre la paroi du kyste et lui donnent l'aspect d'une tumeur en chou-fleur absolument caractéristique.

Les végétations papillaires dans lesquelles le tissu conjonctif prédomine sont en général bénignes. Mais elles peuvent subir la transformation cancéreuse et devenir malignes. Les végétations mixtes sont considérées comme malignes.

Le diagnostic des kystes papillaires présente de très grandes difficultés.

Tant que la paroi du kyste est intacte et qu'il n'y a pas un grand nombre de végétations sur sa surface externe, le pronostic n'est pas grave ; mais, sitôt que les végétations ont fait irruption dans la cavité péritonéale, le pronostic doit, sinon être considéré comme très grave, du moins être très réservé, à cause de la production de l'ascite et de la propagation des végétations.

Les kystes papillaires sont assez souvent des tumeurs bilatérales et leur récidive est fréquente.

On doit intervenir le plus tôt possible et à toutes les périodes de l'évolution des kystes papillaires, parce qu'il y a des exemples de guérison après ablation partielle.

La ponction ne doit pas être rangée parmi les moyens curatifs. Elle est simplement palliative et peut même devenir dangereuse.

L'ablation de ces tumeurs constitue en général une opération parfois très pénible et toujours délicate.

Enfin, plus tôt on interviendra, plus on aura de chances d'assurer une guérison complète.

INDEX BIBLIOGRAPHIQUE

BOUILLY. — Congr. Chir. Paris (Presse Méd., 1897, p. 319).

BURT (F.-L.) — Papilloma of the ovary (double) disseminated extensively over the peritoneum. Operation. Recovery (Med. Record. New-York, 1891, XI, 331).

CATO (A.-M.) — Case of papillomatous cyst of the ovary. Recovery. (Westminster Hosp. Rep. London, 1891, 133-135).

CAZENAVE (W.) — Des tumeurs papillaires de l'ovaire avec métastases péritonéales (Th. Paris, 1895).

CLAVELAND. — Discussion sur l'opération des kystes papillaires. (New-York Journ. of obst., février 1892).

CRAGIN. — Hystérectomie totale pour tumeur papillaire de l'ovaire. Guérison (Amer. J. obst., 1892, p. 525).

COBLENTZ (H.) — Das Ovariopapillom in path. Anat. und histogen. Beziehung (Archiv. f. path. Anat. Berlin, 1880, p. 268-316).

COHN. — Des tumeurs de mauvaise nature de l'ovaire (Zeits. f. Geb. und Gyn., 1886).

COURTY. — Maladies de l'utérus et de ses annexes.

DOLERIS. — Tumeur végétante de la muqueuse tubaire, papillome endo-salpingitique. Ablation par laparotomie (Arch. d'obst. et de gynéc., 1890).

DORAN (A.) — Clinical and pathological observations on tumours of the ovary (London, 1884).

— Papillary cyst. of the ovary (Trans. Path. Soc. London, 1881).

— Papillomatous cyst. of both ovaries causing profuse ascitis. Renoval recovery (Tr. obst. Soc. London, 1893).

DUDON. — Tum. vég. kystique de l'ovaire droit, guérison (Mém. et Bull. Soc. chir. Bordeaux).

DUPLAY. — Archives gén. de Méd., 1879, p. 20.

Duret. — Tumeur végétante ou papillaire de l'ovaire (Bul. Méd., 1892).

Frænkel. — De la malignité des tumeurs ovariennes papillaires (Deutsch. Med. Wochens., 1891, n° 6).

Freund. — Traitement des tumeurs malignes de l'ovaire (Zeits. f. Geb. und Gyn., XVII-I).

Frommel. — Des papillomes superficiels de l'ovaire, hystogenèse, et de leurs rapports avec les kystes papillaires à épithélium vibratile (Zeits. für Geb. und Gyn., XIX, p. 1, 1891).

Hadjès (A.). — Contribution à l'étude de la généralisation des épithéliomas mucoïdes de l'ovaire (Th. Paris, 1889).

Hantang. — Epithélioma myxoïde des ovaires avec généralisation au péritoine et à la paroi abdominale (Soc. anat., 1887, p. 369).

Le Dentu. — Kysto-fibrome végétant appendu à l'extrémité externe du ligament tubo-ovarien et à la grande frange du pavillon de la trompe (Bull. Acad. Méd., 1890, 2e série, XXIII, p. 144).

Lœhlein. — Dégénérescence maligne d'un kyste papillaire de l'ovaire (Berlin. klin. Wochens., 1881, n° 49, p. 783).

Malassez et de Sinety. — Archives de physiologie, 1879, p. 647.

Olshausen. — Maladies des ovaires.

Pfannenstiel. — Ueber die Malignitat der papillären ovarien geschwultze (Verhandl. der Deutsch. Gesebl. f. Gyn. Leipzig, 1873, p. 357).

Poupinel. — De la généralisation des kystes et tumeurs épithéliales de l'ovaire (Th. Paris, 1886).

— Des tumeurs mixtes de l'ovaire (Arch de phys. norm. et path., 1887, p. 374).

Pozzi. — Traité de gynécologie.

Quénu. — Anatomie pathologique des kystes non dermoïdes de l'ovaire (Th. Paris, 1890).

— De l'ascite dans les tumeurs de l'ovaire (Rev. de Chir., 1887, p. 543).

— Tumeurs végétantes des deux ovaires. De l'ascite dans les tumeurs abdominales (Bull. et Mém. de Chir., 1886).

Sebileau. — Les épanchements du péritoine dans les tumeurs de l'appareil uro-génital de la femme (Th. Paris, 1889).

Schrœder. — Maladies des organes génitaux de la femme, 1890.

TERRIER. — Kystes végétants des deux ovaires. Ascite. Ablation.
Guérison (Union Méd., 1887. — Rev. Chir., 1889. — Bull.
Méd. Soc. Chir., 1885).

TERRILLON. — Kyste papillomateux des deux ovaires (Bull. et Mém.
Soc. obst. et gyn., 1890).

VAQUEZ. — Tumeurs végétantes de l'ovaire (Th. Paris, 1890).

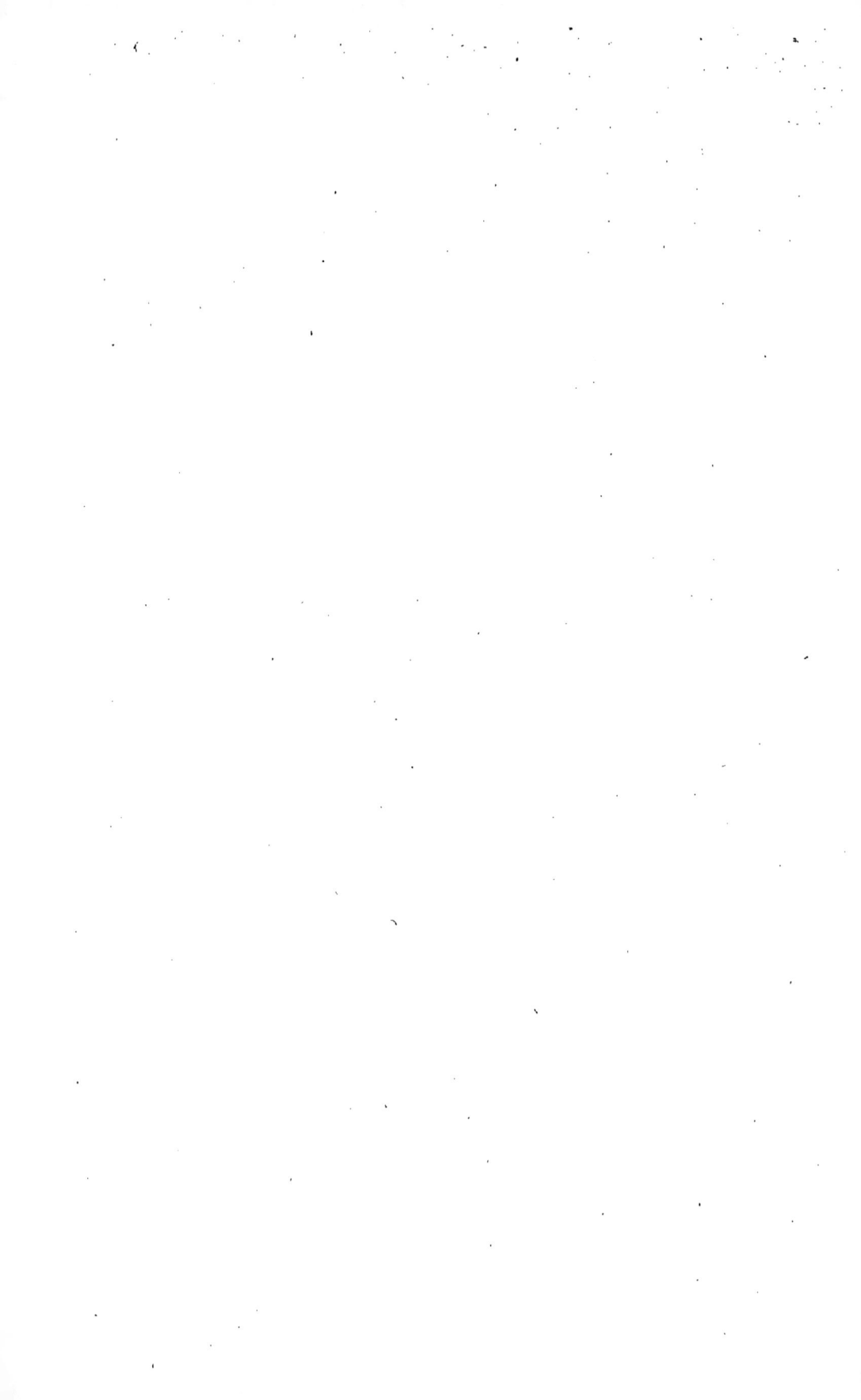

www.ingramcontent.com/pod-product-compliance
Lightning Source LLC
Chambersburg PA
CBHW071234200326
41521CB00009B/1471